大展好書　好書大展
品嘗好書　冠群可期

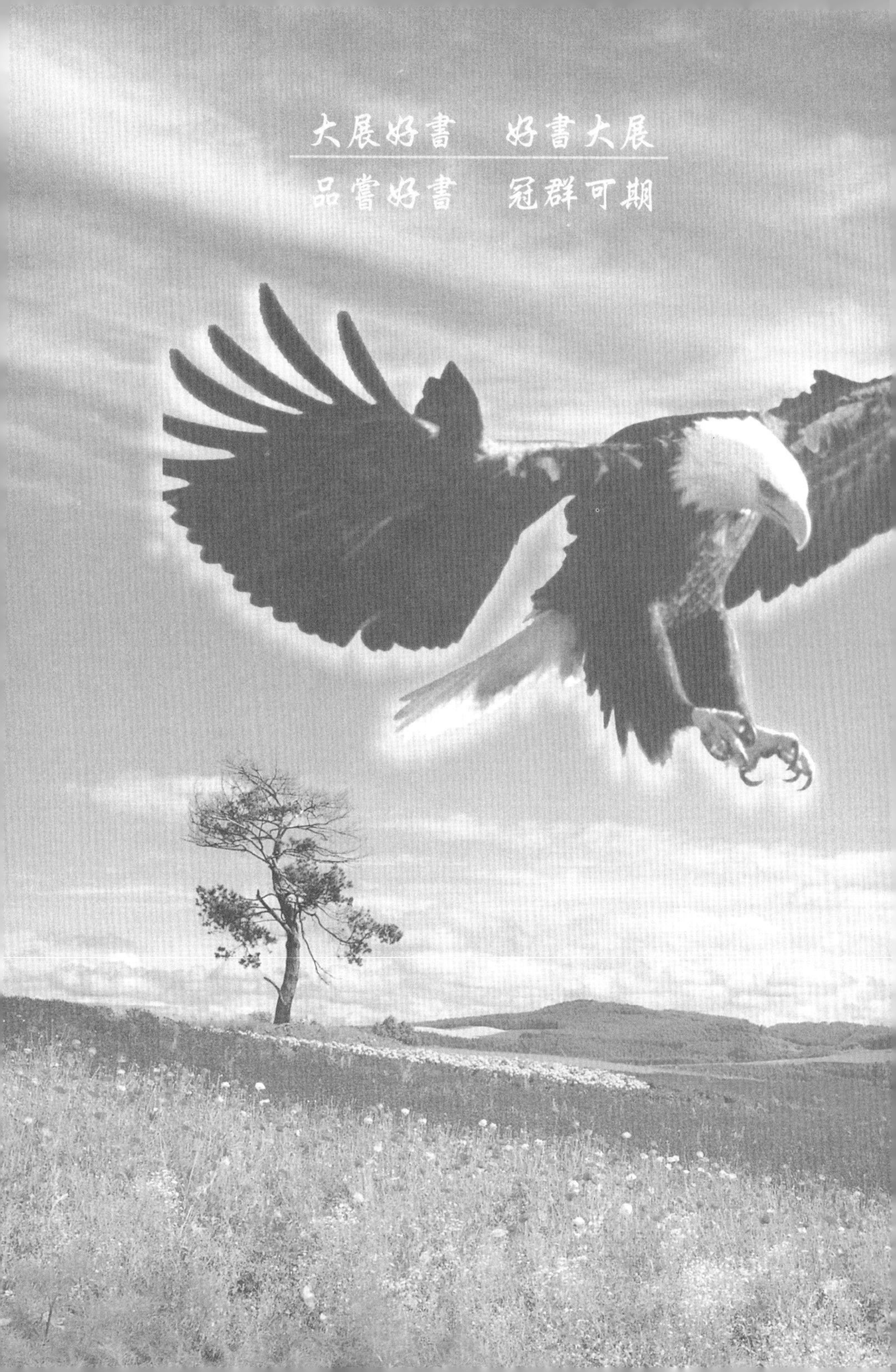
大展好書　好書大展
品嘗好書　冠群可期

健康加油站28

水果健康法

劉奕廣 主編

大展出版社有限公司

前 言

台灣盛產水果，堪稱是水果王國，每個季節都可以嘗到新鮮美味的水果。

水果中含有人體所需的各種營養，也具美容效果，每天攝取，可預防包括癌症在內的各種疾病，讓你活得更健康、更美麗。

隨著生活水準的提升，食品越來越精緻化，使得食物中的維他命、礦物質或膳食纖維等，養分大量的流失，造成便秘、痔瘡、胃腸癌等病人激增。

多吃水果，能夠有效補充各種的營養素，使血液呈鹼性，提高免疫力，預防各種慢性病。同時，也能消除疲勞，增強體力，有利於皮膚細胞新陳代謝，改善色素的分泌及沉積，對養顏美容有助益。

水果雖然好處多多，但其性質各有不同，選擇適合自己體質的水果來吃，才能夠改善疾病，獲得健康。

對於忙碌的現代人而言，水果是垂手可得、吃法簡便的營養食物。除了生食外，打成果汁飲用，可以享受到另一種風味。不但可以消暑解渴，也能夠紓解壓力，增進健康。

本書介紹各種水果及其性質和效用，讀者們可配合自己的需要來攝取。在討論有關水果養生法之前，還是要先介紹我們每天所攝取食物的營養成分。希望各位讀者能夠藉由食物養生得到健康長壽，擁有快樂幸福的人生。

目錄

第二章　飲食的平衡

第三章　各種水果及其生理作用

第四章　水果的有效吃法

第一章　食物的營養成分及其生理作用

(一)醣類

醣類屬於碳水化合物，是具有碳、氫、氧的一大類化合物，可被人體消化吸收。醣類分為單醣、雙醣和多醣三種。單醣包括葡萄糖、果糖。雙醣包括麥芽糖、乳糖、蔗糖。多醣包括澱粉、糊精等。單醣在小腸內可直接被吸收，而雙醣與多醣要在體內消化為單醣後才能被吸收利用。

醣類的主要生理作用是供給熱量，佔總熱量的大多數，能快而及時的提供熱量。含有醣類的主要食物，包括穀類、豆類、薯類及含糖較高的糖果糕點等。

(二)脂肪

又稱脂質、脂類。包括中性脂肪和類脂質（磷脂、糖脂、固醇類等）。是極複雜的化學物質，難溶於水而易溶於有機溶劑中。營養上的脂肪，主要是指中性脂肪。

脂肪能隨時提供身體熱量。皮下脂肪具隔熱保暖作用，使體溫不致過度喪失。

內臟脂肪可減少器官摩擦或振動，支持器官運作。脂肪能提供維持正常生理功能不可或缺的必須脂肪酸。

人體必須脂肪酸是指，在體內不能合成，而必須由食物供給的多元不飽和脂肪酸，例如：亞麻酸、亞油酸、花生四烯酸等。必須脂肪酸能降低血中膽固醇和三酸甘油酯，減少血栓形成和血小板黏結。

植物油中含有較多的必須脂肪酸，動物油中含量較少。就營養學的觀點來看，不要攝取太多的脂肪，而且最好以植物油取代動物油，藉此能預防一些老年性疾病。

㈢蛋白質

蛋白質是組成人體細胞和器官的重要成分，生命可以說是蛋白質的活動形式。為氮元素的來源。蛋白質食物在小腸分解為氨基酸後被吸收。

組成蛋白質的氨基酸有二十多種，其中八種無法在人體內合成，只能藉由食物供給，稱為必須氨基酸。

八種必須氨基酸分別為蛋氨酸、賴氨酸、白氨酸、苯丙氨酸、異白氨酸、蘇氨酸、纈氨酸和色氨酸。飲食中胱氨酸和酪氨酸充分的話，就能節省蛋氨酸和苯丙氨酸。因為胱氨酸和酪氨酸可分別由蛋氨酸和苯丙氨酸轉化而來。

在蛋白質的代謝過程中，需要利用必須氨基酸與非必須氨基酸，但在蛋白質的合成過程中就未必如此。

我們所攝取的蛋白質，不僅要能滿足人體生理需求，也要所有的氨基酸都能夠被充分利用，這樣的蛋白質才是利用價值最高的蛋白質。

人體無法合成的八種必須氨基酸，大量存在於動物蛋白質中，而且含動物蛋白質，例如瘦肉、魚蝦、蛋奶類，比植物蛋白質更容易被人體消化吸收，所以，要適量攝取動物蛋白質。

(四)維他命

維他命是人體不可或缺的有機化合物，它包括維他命A、β－胡蘿蔔素、B_1、B_2、B_3、B_5、B_6、B_9、B_{12}、菸酸、葉酸、生物素、維他命C、D、E、K、F等。

大致分為脂溶性和水溶性兩類。脂溶性包括維他命A、D、E、K等。水溶性包括維他命B群（B_1、B_2、B_3、B_5、B_6、B_8、B_9、B_{12}、B_{17}、泛酸、菸酸、葉酸、生物素）和維他命C等。

脂溶性維他命多半存在於動、植物的脂肪中，過量的脂溶性維他命會沉著在體內的脂肪組織和肝臟中，引起中毒。

水溶性維他命多半存在於蔬菜、水果和天然物質中，於體內代謝後會隨尿液一起排出體外。

有些維他命能夠在體內生物合成，或由腸內細菌製造，例如：生物素（維他命H）、泛酸、維他命K等。除非是因為生理障礙無法製造，否則不會缺乏。不良的飲食習慣容易造成維他命缺乏，尤其以A、B_1、B_2、C、D最為不足。以下逐一說明各種維他命的作用。

1. 維他命A

又名視黃醇，主要作用是維持上皮組織（皮膚、角膜、黏膜）的正常機能，參與視紫質的合成，強化視網膜的感光性能，在體內的各種氧化過程中也扮演著重要的角色。

長久以來，維他命A被用來改善皮膚乾燥、角膜軟化症、乾眼症、夜盲症等症狀。近年來發現維他命A也具有抗癌作用。

根據實驗，使用眼睛會促使維他命A快速消耗。當連續四小時固定給予老鼠相同的物理壓力時，會引起維他命A缺乏症，使老鼠的交感神經錯亂。

其結果是無法適應壓力。因此，當人類在極端缺乏維他命A的情況下又接受到現代人生活中不可或缺的電視「光」的刺激，會發生什麼情形，各位可想而知。

維他命A雖是維持人體正常生理功能不可或缺的物質，但是過量攝取會引起中毒。

富含維他命A的水果有：芒果、香瓜、木瓜、芭樂、桃子等。

2. β－胡蘿蔔素

又名維他命A原，因為它在人體內會變化為維他命A。人體無法自行合成β－胡蘿蔔素，必須由飲食中攝取。β－胡蘿蔔素主要存在於綠色和紅黃色蔬果中，例如：莧菜、韮菜、高麗菜、小白菜、菠菜、胡蘿蔔、番茄、南瓜、辣椒、蒜苗、海帶、紫菜、茄子、洋蔥、綠花椰菜，以及芒果、橘子、杏、枇杷、山楂、香蕉、香瓜等。

為脂溶性，必須在食物中的脂肪含量達到一定程度時才能夠被人體吸收。攝取太多會使皮膚變黃，但停食後又可恢復如初。

3. 維他命B_1

又名硫胺，不足時會導致食慾減退、消化不良、便秘、神經機能減退、疲倦、心臟肥大、血壓異常，引起浮腫、腳氣病。

由於維他命B群缺乏，罹患多發性神經症（腳氣）的年輕人日益增加。究其原因，主要是由於吃了太多白米、白麵包、速食麵所致。這些食品去除了含豐富維他命B_1等B群的胚芽成分。換言之，國人已在不知不覺間養成偏食的習慣。

近年來發現B_1具有降低膽固醇的作用，可減少冠心病的發病率，並減緩阿茲海默症病人的智力衰退，改善病情。

酵母、米胚芽、小麥胚芽、芹菜、豆類、香菇、穀類麵包、黃綠色蔬菜、牛的內臟、鱈魚子、牡蠣等食品含有維他命B_1。

4. 維他命 B_2

又名核黃素。是人體新陳代謝中許多酵素的組成部分，參與醣類、蛋白質、維他命A、B、鐵的代謝，也參與生物的氧化作用。因為色黃，故名核黃素。

在皮膚科系列的疾病當中，維他命 B_2 是處方箋內最常出現的物質。長時間罹患感冒或因壓力導致胃潰瘍時，B_2 的吸收不良，此時消費量相對的增加，因而造成 B_2 缺乏的現象。

不足時，會引發口角炎、唇炎、舌炎、舌腫脹等。同時會出現鼻翼兩側皮脂溢出性皮炎、眼瞼炎、男性陰囊皮炎及女性會陰炎等。長期缺乏會引發食道癌。

動物內臟、肝、腎、心，以及酵母、麥芽、蛋奶類、乾酪中含量較多。植物性食物則以豆乾和堅果的含量較多，穀物和蔬菜含量較少。

5. 維他命 B_3

參與人體代謝，不足時，會誘發糙皮症，出現皮膚水腫、色素沉著、腹瀉、舌炎、神經功能紊亂等症狀。存在於酵母、肝臟、花生、沙丁魚、金槍魚、糙米中。

大量使用，能降低血脂和擴張血管。

6. 維他命B_5

構成基礎代謝的關鍵輔酶A。能促進皮膚、黏膜更新，有助於頭髮的生長和紅血球的生成。存在於動物內臟、腦髓、奶粉、糙米和蛋黃中。

7. 維他命B_6

維他命B_6在體內會成為比多醛磷酸，使氨基酸產生變化，形成將各種刺激傳送到腦神經的傳達物質，和γ胺基酪酸、血清素、兒茶酚胺等。參與人體某些輔酶的代謝。

因此，當維他命B_6缺乏時，無合成腦的傳導物質，與外界的刺激平衡失調，而造成神經過敏。婦女們一旦不足，會引發經前症候群，出現易怒、噁心等症狀。

可用來止痛，預防腎結石和冠心病，抑制血栓形成，可防癌和保護頭髮。存在於麥芽、酵母、牛肝、沙丁魚、扁豆、糙米中。

8. 維他命B9

參與人體某些代謝作用。一旦缺乏，會引起脊椎裂、易怒、貧血。主要存在於酵母、動物肝臟、蛋黃、甜菜、萵苣、白菜、紅豆中。

9. 維他命B12

又名氰鈷素。為生物製造血紅蛋白的必要成分。缺乏時容易引起嚴重貧血，亦即是惡性貧血。存在於動物內臟、牡蠣、發酵乾酪中。

10. 菸　酸

為酵母酶的輔酶分子中的一部分。一旦缺乏會得癩皮病，也就是所謂的「糙皮病」，因此有「抗癩皮病維他命」之稱。

11. 葉　酸

最早在樹葉中發現，因而得名。是每個細胞工作所必須的一種B群維他命。葉

與自由基相關的疾病

·血壓異常	·各種發炎症狀
·動脈硬化	·白內障
·惡性腫瘤	·老人痴呆症
·心肌梗塞	·潰瘍
·腦血管疾病	·過敏
·肝臟功能障礙	·自己免疫病患
·風濕性關節炎	·黑斑
·異位性皮膚炎	·皺紋、老化

酸存在於新鮮的綠葉蔬菜、動物的肝腎、蘑菇及酵母中，一般人不會缺乏。

但是，現代人飲食習慣不良，再加上食物的加熱和加工處理等，使得葉酸大為流失，造成體內葉酸不足。

醫學上證明，葉酸能預防胎兒先天性畸形，具防癌、抗癌效果，對小兒腹瀉、慢性萎縮性胃炎也有效。

12. 生物素

是B群維他命的一種，不足時會引起皮膚炎。也可以由腸內細菌製造，所以通常不會缺乏。

13. 維他命C

即抗壞血酸。大部分的動物都能夠在體內自行合成，但是，包括人類在內的靈長類動物無法在體內合成，必須藉由食物加以補充。

可以促進膠原合成，幫助人體生長和加速傷口癒合。科學家們證實，β－胡蘿蔔素、維他命C和E這三種維他命是體內的抗氧化劑，可降低自由基引起的細胞損傷。存在於檸檬、柑橘、草莓、香瓜、鳳梨、高麗菜、番茄、辣椒、地瓜、蓮藕、白菜和綠葉蔬菜中。

缺乏維他命C，會使成長延遲，對疾病的抵抗力減退、容易感染疾病，傷口難痊癒，因壞血病、皮膚、黏膜較弱而容易出血，貧血、骨骼孱弱。

14. 維他命D

與體內鈣質的代謝有關，皮膚一旦接觸到紫外線就能合成維他命D，主要貯存於肝臟。

缺乏時兒童會引起佝僂病，成人會罹患骨軟化症，肌肉鬆弛，對骨骼、牙齒的健康有重大影響。

維他命D的作用是調節體內磷酸鈣的交換，為骨骼成長不可或缺的物質。也能促進細胞分化和提高免疫力。很少曬太陽或不喜歡吃魚的人，可能缺乏維他命D。

存在於魚類等海鮮類、動物帶骨的肉、香菇等各種菇類及酵母中。

15. 維他命E

又名生育酚，有八種異構體，其中以γ－生育酚的生理功能最強，多半含於天然維他命E中。最初人們以為維他命E是「抗不育症維他命」，故名生育酚，後來陸續發現維他命E有多方面的功能。

與生殖系統、肌肉代謝及其功能、中樞神經有密切的關係，可防冠心病、動脈粥樣硬化和癌症，能防治糖尿病慢性併發症，同時保護生物免受環境污染，具延年益壽之效。

維他命E是一種遊離基抑制劑，可改善免疫系統的功能，延緩其機能衰退。維他命E缺乏，會使胎兒成長不全、生殖機能降低，肌肉萎縮，生物體的生理活性弱化、抵抗感染源的力量減弱，形成斑點。

主要存在於植物油、橄欖油、堅果類、蘆筍、肉類、菜葉及小麥胚芽中。常吃五穀雜糧和未經加工的食品就不易缺乏。

16. 維他命K

維他命Ｋ是一種脂溶性維他命。其作用機制與正常的血液凝固機制有關，能夠促進血液循環，提高肝臟功能。腸內細菌會不斷的製造維他命Ｋ，所以，通常不會缺乏。

番茄、高麗菜含有豐富的維他命Ｋ。

17. 維他命F

是超不飽和脂肪酸的總稱。為人體不可或缺的維他命。存在於植物油和魚類等海鮮類中。

雖然上述十七種維他命各具重要的作用，但是，最好能經由食物攝取。維他命不是補藥，並非多多益善，過食會引起中毒，要小心。

(五)礦物質和微量元素

人體是由各種化學元素組成的，依元素在體內含量的多寡，可分為宏量元素與微量元素。

宏量元素又稱為常量元素，是指佔人體總重量萬分之一以上的元素，包括碳、氫、氧、氮、鈣、硫、磷、鈉、鉀、氯、鎂等十一種。其中碳、氫、氧、氮、硫等組成有機化合物，剩下的則為無機化合物，多半為金屬，故稱為礦物質。鈣、磷、鎂、鉀是人體必須礦物質。

在人體內含量不到總重量萬分之一的元素，稱為微量元素。人體必須微量元素包括鐵、鋅、銅、錳、鉻、鉬、鈷、硒、鎳、釩、錫、氟、碘、鍶、鍺等十五種。

人體必須礦物質

1. 鈣（Ca）

鈣是人體內含量最多的無機元素，佔人體重量的一・五〜二・〇%，為構成人體骨骼和牙齒的重要物質。九九%存在於骨骼和牙齒中，成為「貯臟鈣」；剩下的一%則存在於軟組織、細胞外液和血液中，稱為「機能鈣」，能鎮靜焦躁的神經，具有安定神經的調節作用。

鈣能維持人體多種生理活動，例如，調節神經肌肉正常的興奮性、調節毛細血管的滲透性、參與凝血機制等。同時能降血壓、緩解婦女痛經的痛苦，也能避免腎結石和預防骨質疏鬆症。

為人體內最活躍的元素之一。兒童缺鈣容易引起佝僂病，青少年缺鈣會使得發育遲緩，孕婦缺鈣易引起高血壓，老人缺鈣容易發生骨質疏鬆症。

主要存在於乳製品、豆腐、大白菜、高麗菜、花椰菜、香菜、蘆筍、芝麻、魚頭、蝦皮、骨頭湯及一些強化鈣的食品中。

2. 磷（P）

磷是構成骨骼和牙齒的成分，是人體軟組織結構的重要成分。參與許多重要的生理功能，例如，大腦、血液和某些器官中都含有磷。

磷在細胞中參與醣類、蛋白質、脂肪的代謝功能，在細胞核中佔極為重要的地位。缺磷的情況很罕見，因為大部分的食物中均含有磷，尤其是汽水。但缺磷也會造成佝僂病和身體發育障礙。

主要存在於肉類、豆類、魚類中。與蛋白質、脂肪結合成核蛋白、磷蛋白和磷脂等。磷的吸收需要維他命D的協助。

3. 鎂（Mg）

是創造人體健康和預防疾病不可或缺的礦物質之一。體內的鎂濃度過低時，會抑制蛋白質的合成。鎂能強化大腦皮質層的抑制作用。一旦鎂不足，會干擾神經衝動傳導致肌肉，因而出現情緒激動的反應。

鎂是維持心臟功能正常的重要物質，對血壓也會造成影響。飲食中補充鎂，能幫助預防憂鬱、肌肉衰竭、高血壓、頭暈、心臟疾病，並維持體內適當的酸鹼值。

主要存在於豆類、五穀類、白菜、莧菜、紫菜、海帶、蘿蔔、大蒜、皇帝豆、芹菜、芥菜、香蕉、鳳梨、蘋果、酪梨、栗子、山楂、黑棗與菇類中。粗糧、綠葉蔬菜和水果中也含有鎂。

4. 鉀（K）

鉀離子在人體內與酸鹼平衡及細胞內外營養素的輸送有關。能鬆弛心肌。補充含有鉀的食物，能降低血管阻力，改善血管擴張功能。可保護腎臟，促進尿中檸檬酸鹽的排出，減少尿鈣的分泌，防止腎結石形成。

鉀能維持骨骼基質的濃度，降低骨的脫鈣、脫礦物質作用，增加骨的生成，防止骨質疏鬆症。攝入體內的鈉和鉀的比例，以一比一較為理想。

鉀主要存在於新鮮蔬果中，而肉、牛奶、番茄、香瓜、香蕉、花生、柚子、柳丁、葡萄、杏和深綠色蔬菜中也含有豐富的鉀。

人體必須微量元素

1.鐵（Fe）

鐵是血液中含量最高的礦物質。在人體內參與血紅蛋白（hemoglobin）、肌紅蛋白、細胞色素、細胞色素氧化酶等的合成。此外，也與體內能量代謝有密切關係。兒童缺血會導致營養不良。

根據研究報告顯示，缺鐵的人身體的保暖力降低，容易引發慢性萎縮性胃炎。過多的鐵囤積在組織中，被認為與「血色素沉著病」的罕見疾病有關，會引起肝硬化、糖尿病等。

主要存在於肉類、魚類、肝臟、大豆、乳製品、菠菜、香菇、蛋黃、木耳、水果、深色蔬菜與鐵的強化食品中。補充維他命C和鈣，有利於鐵的吸收。

2.鋅（Zn）

人體皮膚、毛髮、指甲、眼睛、骨骼、肌肉、血液、前列腺、肝臟等器官中都含有鋅。

參與碳酸酐酶、DNA聚合酶、胸腺嘧啶核苷激酶、胰腺羧基肽酶、鹼性磷酸酶、乳酸脫氫酶等酵素的合成。對組織的呼吸與生物的代謝有重大的影響力。能促進兒童的成長發育、強化創傷組織的再生力、提高人體的免疫功能，對性器官和性功能也有正面效果。

主要存在於動物蛋白、魚類、肝臟、牡蠣、胡蘿蔔、豆類製品和花生、核桃、瓜子等堅果類中。穀物的表皮也含有大量的鋅，棄之不用，十分可惜。

3.銅（Cu）

參與造血過程，主要是影響鐵的吸收、運送與利用，如果服用過多的銅，會使維他命C與鋅的含量下降。

銅是形成膠原蛋白所必備的，膠原蛋白是構成骨頭間質的結締組織。缺乏銅，會使血管、骨骼和各種組織變脆，其早期症狀之一是骨質疏鬆。

主要存在於動物肝臟、菇類、花生、大豆、核桃、燕麥、杏、紫菜、大蒜、綠花椰菜、扁豆、柳橙、蘿蔔、鮭魚等。

4.錳（Mn）

錳為輔氨酸肽酶、精氨酸酶、丙酮酸羧化酶、超氧化物歧化酶等酵素的組成部分。同時也參與蛋白質的合成和遺傳信息的傳遞，對人體生長、發育、繁殖及胰腺內分泌作用和骨骼的生成有促進作用。

錳也參與造血過程，是缺鐵貧血者必備的礦物質。不足時易形成骨骼畸形和智力呆滯。被視為是一種抗癌元素，並且能減少動脈粥樣硬化的發生。

主要存在於豆類、栗子、酪梨、海藻、核桃、花生、綠葉蔬菜與茶葉中。

5.鉻（Cr）

鉻又稱葡萄糖耐授因子，是生產能量必備的物質。三價鉻是人體必須的微量元素，但是，六價鉻則對人體有害。鉻與脂肪、膽固醇及蛋白質的代謝有密切關係。缺鉻會使血中膽固醇增加，造成動脈粥樣硬化。

隨著年齡的增加，體內會逐漸缺鉻，所以，老人要補充鉻。

主要存在於動物肝臟、牛肉、菇類、穀類、酵母、粗糧和啤酒中。

6. 鉬（Mo）

鉬為黃嘌呤氧化酶（xanthine oxidase）與醛化酶的成分，和很多生化過程有關。影響鐵的運輸和代謝。鉬和銅有拮抗和互相置換作用，要加以防止。缺乏鉬，可能使中年以後的男人性無能。

熱度與濕度可能改變鉬的作用，每天攝取鉬超過十五毫克，可能會產生痛風。主要存在於海產、水果、乳製品、豆莢蔬菜、肉類、糙米、穀類中。

7. 鈷（Co）

可促進胃腸道內鐵的吸收率，加速鐵貯存而進入骨髓中，抑制細胞內呼吸酶使組織細胞缺氧，增加紅細胞生成素。

人體內透過維他命B_{12}參與造血過程，使鋅易於吸收。主要存在於動物肝臟、內臟、水產品、南瓜、酵母中。

8. 硒（Se）

參與谷胱甘肽過氧化物酶的合成，是谷胱甘肽過氧化酶的必要組成成分。這種酵素能分解過氧化物，防止細胞膜脂質遭到過氧化而被破壞。

硒能強化維他命E的抗氧化作用，清除自由基的毒害，保護心肌的正常代謝和功能，發揮抗癌、抗老化作用。胰臟功能及組織的彈性，都需要硒微量元素。

主要存在於小麥、糙米、大蒜、洋蔥、蘑菇、蛤、蟹、乾果、啤酒、蛋、魚肉類、蘿蔔和黑色食物中。

9. 鎳（Ni）

具刺激生血機能的作用，能促進紅細胞的再生。體內有平衡和調節鎳的機制。

主要存在於酵母、牡蠣、粗糧中。

10. 釩（V）

能促進脂質代謝、抑制膽固醇的合成、保護心血管。對造血過程有促進作用，能抑制多種酵素的作用，與心血管疾病的發生有關。

11. 錫（Sn）

能促進蛋白質與核酸反應，與黃素酶的活性有關。

12. 氟（F）

對牙齒與骨骼的形成，以及鈣和磷的代謝有重要作用。適量的氟能被牙釉質中的羥磷灰石吸附，形成質密堅硬的氟磷灰石表面保護層，以抗酸性腐蝕，發揮防止蛀牙的作用。

同時，有助於鈣和磷的利用，加速骨骼生成，強化骨骼硬度。老人缺氟，會影響鈣和磷的利用，造成骨質鬆脆及骨折。

主要存在於茶葉和海產物中。

13. 碘（I）

碘是甲狀腺的主要組成成分，對身體而言僅需要微量的碘。

人體內缺碘，會導致各種生化紊亂，使得生理功能異常。例如，甲狀腺腫大、發育停滯、智力減退、皮膚和毛髮結構異常、細胞代謝異常、生殖力減退、聾啞、痴呆等。但過多的碘，會使口腔產生金屬味及生瘡，唾腺腫脹、下痢等。

主要存在於海帶、海參、紫菜、蛤、海蜇、干貝、魚肚、淡菜等海產，以及大蒜、皇帝豆、芝麻、大豆、菠菜、蕪菁中。

14. 鍶（Sr）

是人體牙齒和骨骼的組成成分，與骨骼的生成有密切關係。可降低心血管疾病的死亡率，和神經及肌肉的興奮也有關。

15. 鍺（Ge）

有明顯的抗氧化力，能降低組織器官和血漿中氧自由基和過氧化脂質，促使體

15種人體必須微量元素成人每天需要量

鐵	15 毫克	鎳	0.60 毫克
鋅	14.5 毫克	釩	0.116 毫克
銅	1.325 毫克	錫	7.30 毫克
錳	4.40 毫克	氟	2.40 毫克
鉻	0.245 毫克	碘	0.205 毫克
鉬	0.335 毫克	鍶	1.90 毫克
鈷	0.390 毫克	鍺	不詳
硒	0.068 毫克		

內細胞分泌干擾素和白細胞介質，激發NK細胞活性，增強巨噬細胞吞噬作用，提高人體免疫機能。

科學家研究發現：每天服用一百～三百毫克的鍺，可以改善風濕性關節炎、食物過敏、高膽固醇、癌症、愛滋病等疾病。鍺也是一種作用快速的止痛劑。

主要存在於人參、枸杞子、當歸、紅茶、菇類、甘草、薏苡仁、蘆薈、大蒜、洋蔥中。

上述的十五種人體必須微量元素，顧名思義，以微量為貴，過量攝取反而有損健康，要注意。

(六)膳食纖維

膳食纖維大致分為水溶性和非水溶性兩類。水溶性食物纖維多半來自水果、藻類和多種植物創傷處的分泌物。非水溶性食物纖維則多半來自植物的葉莖和豆類食物的外皮。

飲食中缺少膳食纖維，會直接或間接引發一些疾病。例如，心血管疾病、肥胖病、糖尿病、便秘、直腸癌等。

以前的人認為纖維素對人體無關緊要，但是，現代的科學研究發現，其對人體的健康有重大影響。主要作用如下：

1.能增加食物咀嚼，促進消化液的分泌，幫助食物消化。

2.在胃腸內吸水膨脹後增大體積，增加飽足感，有助於減少食量。

3.高纖維食物具有潤腸通便的功能。對有害物質和致癌物質發揮清道夫作用。

4.具有降低血中膽固醇的作用。

含有豐富膳食纖維的食物，包括燕麥、蕎麥、麥麩、小米、玉米、綠葉蔬菜、豆類、海帶、蘑菇、水果等。另外，全麥麵包或餅乾等，也富含膳食纖維。

膳食纖維繼醣類、脂肪、蛋白質、維他命、礦物質和微量元素及水之後，被稱為第七營養素。

(七)水

水的化學式為H_2O，亦即「一個氧原子與二個氫原子結合，就是水分」。水是透明無臭液體，遇熱成氣，遇冷結冰。

水是七大營養素之一。人體的三分之二是水，幾乎人體內消化、吸收、循環、排泄等各種作用均需要水。雖然水在營養和食療上沒什麼地位，但對於所有的生命而言卻是非常重要。

現代人認識到水的重要性，因此，不斷的尋求對身體有益的水。然而營養學家指出，純淨水並不等於健康水。

人體缺水會感覺口渴，但有時候不渴並不代表不缺水。每天早晨空腹喝杯水，對身體的生理機能有好的作用。

人體細胞其內外環境都是水，水維持細胞形態，也維持新陳代謝的進行。生命的開始和水息息相關。地球有水才有生物，水滋養萬物。如果人體一旦缺乏水，則消化、排泄、循環、體溫調節等都無法正常運作，會危害健康與生命。

有人說：「可以三天不吃飯，卻不能三天不喝水。」水、陽光、空氣並列為生命三要素，人與水相依為命。

第二章　飲食的平衡

飲食搭配的「五個平衡」

選擇食物非常重要，但是，最重要的是什麼都吃。平衡的飲食是營養和食療的關鍵。專家們提出如下的「五個平衡」。

1.生熟平衡

有些食物必須煮熟才能消化、吸收，但有的食物煮熟後卻會失去營養。總之，能生食的食物就要盡量生食。

2.味覺平衡

酸、甜、苦、辣、鹹是食物的基本味道，保持味覺平衡，才能全面攝取營養，增進身體健康。

3.顏色平衡

食物有紅、黃、黑、白、青、藍、紫七種顏色，每種顏色的營養都不一樣，顏色平衡，營養才能平衡。

4.酸鹼平衡

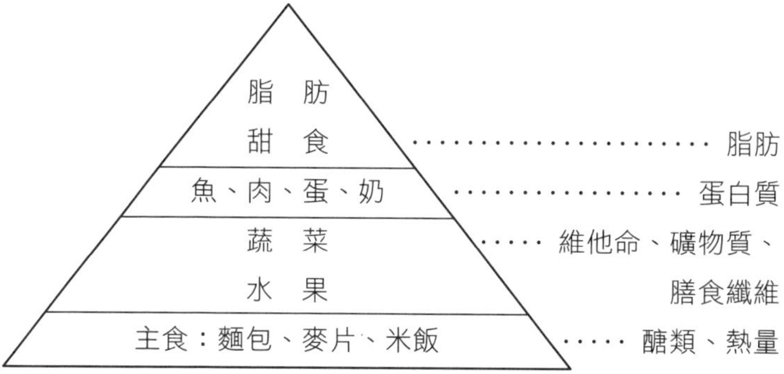

動物性食物多為酸性食物，植物性食物多為鹼性食物。唯有酸鹼兩性食物中和，才能擁有健康的身體。一旦失去平衡，就容易引發各種疾病。

5.粗細平衡

粗糧的營養豐富，而精細食物流失了很多的營養。要粗細搭配合宜，才能供應人體所需的營養，得到健康長壽。

近年來，美國農業部推出「食物指南金字塔」圖形的平衡飲食概念，成為美國人攝取食物的最佳指南。

金字塔的底層為各類主食，包括麵包、麥片、米飯等，說明人的熱量大部分來自醣類，是飲食的基本。第二層為蔬果類，是維他命、礦物質、膳食纖維的最佳來源。第三層是魚肉蛋奶類，為蛋白質的來源。頂端為脂肪、油類和甜食，是脂肪的來源。

其設計簡單合理，可以引導大眾正確的攝取飲食，達成健康與長壽的目標。

飲食文化的變化趨勢

近年來，人們改變了一些飲食的傳統觀念，其目的都是為了追求更健康、更長壽。以下逐一說明。

1.從吃多到吃少

以前的人認為，吃越多越能夠攝取到更多的營養，但是，現代人基於健康與健美的考量，開始養成吃八分飽的習慣。

2.從吃細到吃粗

現代人追求精細的飲食，結果卻損害了健康，於是又開始回歸以往，攝取粗糧和粗的加工品，例如糙米、蕎麥麵等。

3.從吃紅到吃白

西方人習慣將牛、羊、豬肉稱為「紅肉」，將禽肉、海鮮稱為「白肉」。以前的人以吃紅肉為主，但紅肉的熱量高，膽固醇含量多，對健康不利。因此，人們開始減少紅肉而增加白肉的攝取量。

4.從吃果肉到吃皮

以前的人吃桃子、蘋果或葡萄等都會先去皮，但是，現代人了解到食物的皮含有豐富的營養，所以改變吃法，連皮一起吃。

5.從吃精到吃廢

以前的人只吃食物的「精華」部分，捨棄其他部分的「寶」。例如，只吃芹菜的梗而不吃葉，捨棄米糠部分只吃精白的米。但是，現代人知道這些被捨棄的部分含有豐富的營養，於是重拾這些寶貴的「廢棄物」，藉此讓身體變得更強健。

我國飲食結構的優缺點

近年來，歐美掀起健康三部曲，也就是健身、和諧和營養。關於健身，是建議每個人每天要運動半小時；和諧是指希望家人和睦相處、尊老扶幼、夫妻恩愛；至於營養，則建議大家要講究烹調藝術，同時也要追求營養平衡，重視主副食與葷素食的搭配，避免偏食。

三大營養素提供熱量比例

·醣　類 63%	容許範圍：58～68%
·蛋白質 12%	容許範圍：10～14%
·油　脂 25%	容許範圍：20～30%

美國營養學家赫爾曼認為，中國的飲食結構有優點也有缺點，簡述如下。

優　點：

1.百姓常上菜市場，每天吃新鮮的菜。
2.愛吃植物油。
3.喜歡吃粗糧，以穀類雜糧為主。
4.愛吃當令的水果。
5.很少吃冷凍、加工製品、罐頭。
6.用筷子吃飯，手腦並用，手腕靈活。
7.常喝茶、少喝含糖飲料。
8.常吃豆類製品。
9.家人一起用餐，心情愉快。
10.常使用蔥、薑、蒜、辣椒、胡椒和香料等，可以增加食慾，幫助消化。

缺　點：

1.飲食中離不開菸、酒、茶。

2.愛吃一些稀奇古怪的東西，例如，內臟、蛇、蠍、草、蟲等。

3.做菜時，鹽、味精和油放太多。

4.常常不吃早餐。

5.假日經常毫無節制的暴飲暴食。

6.很多食物都因為加熱調理而流失養分。

另外，根據研究報告指出，三大類熱量源營養素的攝取量，即醣類、蛋白質、脂肪的攝取比例，以四：一：一較為理想。

合理的三餐

所謂合理的三餐，是指早餐要吃飽、午餐要吃好、晚餐要吃少。

另外，食物酸鹼性的搭配也不容忽視。所謂酸性食物和鹼性食物，並不是指食物本身的酸性和鹼性，而是指食物經由人體消化吸收後在人體形成酸性或鹼性。

一般而言，肉類、海鮮類、糖類、核桃、花生等經由體內代謝會產生較多的酸性物質，而蔬果類則會產生較多的鹼性物質。人類正常的血液呈弱酸性，長期食用過多酸性食品，會使血液偏向酸性，形成酸性體質，引發各種疾病，危害健康。

合理的飲食，要符合以下八大條件。

1.食物種類要多樣化。
2.油脂要適量。
3.粗細要搭配。
4.要正常、合理的攝取三餐。
5.少吃甜食。
6.飲酒要節制。
7.控制鹽分的攝取量。
8.要有適度的飢餓感。

第三章 各種水果及其生理效用

1.大 棗

大棗為鼠李科木本植物棗的果實。別名刺棗、乾棗、良棗、美棗等。依加工方式的不同，分為紅棗與黑棗。現在由於棗的量產，因此，在人民生活中佔有重要的地位。

民間習俗男女結婚時要吃大棗，乃取其「早」字，有早生貴子之意。

成分包括蛋白質、醣類、澱粉、黏液質、有機酸、維他命A、B_2、C、P，還有微量的鈣、鐵、錳、磷、鋅、鎂、鈷等礦物質。尤其醣類的含量特別豐富，包含D－果糖、蔗糖、低聚糖、多醣等。

氨基酸類則包括谷氨酸、纈氨酸、苯丙氨酸、精氨酸、賴氨酸等多種。有機酸包括亞油酸、油酸、蘋果酸、皂苷、山楂酸、齊墩果酸等。

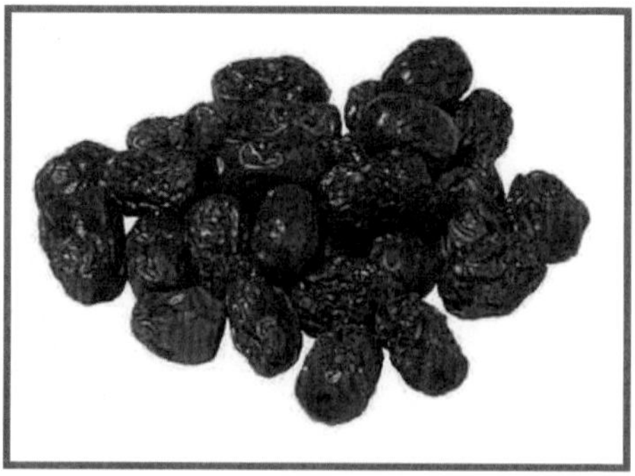

大棗中富含維他命，有「活維他命丸」、「天然維他命丸」之美譽，也是健腦益智食品。俗諺說「一日吃三棗，終生不顯老」、「一日三棗，不黃不老」、「日

吃十個棗，醫生不用找」，足以說明大棗是健身益壽的食物。

大棗是物美價廉的補藥，食用方便，無副作用，人人可吃，是美味食品。但有濕痰、積滯、牙病、蟲病及痰熱咳嗽者不宜食用。

大棗中的果膠易被腐爛分解為甲醇、甲酸、甲醛等有害物質，食用爛棗易招致中毒，要小心。糖尿病患者也不宜多食。

根據現代醫學研究，大棗中含環磷酸腺苷，可調節細胞的分裂增殖，使腫瘤細胞轉化為正常細胞。同時，具擴張血管作用，能改善心肌的營養狀況，增強心肌收縮力，有助於心臟的正常運作。

此外，也有抗過敏作用，對於兒童過敏十分有效。大棗能降低毒性物質對肝臟造成的傷害，具消除疲勞、鎮靜、催眠、降血壓、降血脂和抗癌作用等。

味甘，性平，無毒，最適合脾虛患者食用。長期食用，能護膚美容，有養生、健美之效。

用途廣泛，可加工製成蜜棗、棗乾、黑棗、酒棗、棗泥、棗糕、棗酒、棗醋、罐頭、蜜餞等。

使用大紅棗，可製成多種甜食。例如，紅棗湯、八寶飯、棗糕、棗泥月餅、蒸糕、棗泥粽子、棗泥包等。

〔吃 法〕

1.紅棗能補血，有益血壯神之效，對早洩和陽痿也有效。
2.與龍眼、銀耳、蓮子一起燉，是一道美味的營養品。
3.吃大蒜後咀嚼幾顆大棗，可除蒜味。
4.燉羊肉時加入幾個大棗，可減少腥膻味。
5.大棗六十克加水煎服，可治單純性或過敏性紫斑。
6.大棗十枚、糯米五十克煮粥，放適量白糖，每天當早餐食用，對體虛心悸、乏力、胃潰瘍有效。
7.紅棗、花生、冰糖各三十克，先煎花生，再加紅棗、冰糖同煎，可治急、慢性肝炎、肝硬化等症。
8.大棗十枚，甘草九克，小麥三十克，加水煎服，可治婦女臟燥、精神恍惚等症。
9.大棗一二〇克，陳醋二五〇克，同煮至醋乾，取大棗服食，可治脫肛日久不癒症。

10.大棗、芹菜根各適量，煎湯常服，可治高膽固醇血症。

2. 山　楂

為薔薇科木本植物山楂樹的果實。別名胭脂果、紅果、赤棗子、酸棗、映山紅果、山里紅等。果肉薄，色棕紅，性微溫，味酸微澀。根據古書的記載，因為猴、鼠愛食之，所以又名猴楂、鼠楂。

成分包括蛋白質、脂肪、鞣酸、果糖，及檸檬酸、山楂酸、綠原酸、咖啡酸、酒石酸、齊墩果酸、熊果酸等有機酸，還有黃酮類、苷類、膽鹼、乙酰膽鹼、谷甾醇、菸酸、維他命C、B_2、胡蘿蔔素、鐵、鈣、磷等。尤其維他命C的含量多於櫻桃、梅子、桃子和蘋果。山楂中的維他命C受到其本身酸性所保護，即使加熱，維他命C也不會遭到破壞。

堪稱長壽食品的山楂，具有多種功能。能增強胃酸的分泌，促進消化；擴張血管，去除局部瘀血；可治肝脾腫大與心絞痛等。成分中所含的萜烯類物質，能增加冠動脈的血流量，提高心肌功能，可抗心律失常與心肌缺血。

現代醫學研究也證明，山楂具有強心、降壓、降血脂的作用，廣泛用來治療高血壓、高血脂症、動脈硬化及預防腦血管意外等疾病。

中醫師認為山楂多吃會耗氣、傷齒、致飢餓、傷脾胃，尤其身體虛弱的病人不宜多吃，孕婦也要忌食。兒童的脾胃較虛，多食會導致消化不良引起消瘦。山楂中的酸含量較多，胃潰瘍病人多食，會傷胃黏膜而使病情加重。

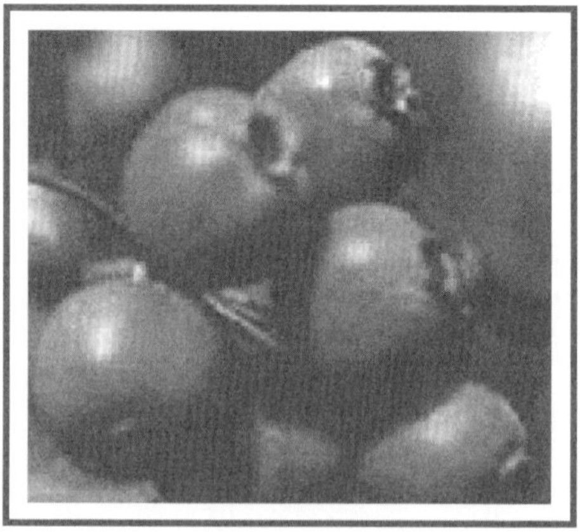

血脂過低的人也不宜多吃。山楂具降血脂作用，過食會使原本較低的血脂變得更低。山楂會抵消人參的補氣作用，所以，不可和人參等補品同時服用。山楂有收斂作用，便秘者食用，會使症狀更加惡化。此外，其成分中的果酸會溶解鐵鍋中的鐵垢，生成低鐵化合物，食用後會引發中毒，所以勿用鐵鍋熬煮。

除了生食外，可加工製成各種食品。例如，作成冰糖葫蘆，也可以和其他水果串連起來，色香味俱全。山楂加白糖壓製成山楂片，也是受人歡迎的點心。

另外，山楂汁、山楂醬、山楂餅、山楂糕、山楂凍、山楂罐頭、山楂酒、山楂糖等，都是以山楂為原料作成的點心。也可以山楂為材料，作成八寶飯、月餅、元宵等甜點。

〔吃　法〕

1.加紅糖煎服，可治產後瘀血作痛、腹痛。

2.和烏梅共同煎服，可治小兒腹瀉。

3.山楂和荷葉加水煎服，可改善冠心病和高血脂症、高血壓、心絞痛。

4.山楂和胡蘿蔔作成水果茶，營養豐富，開胃健脾。

5.煮肉或燉雞時加些山楂，味香肉爛，一舉兩得。

6.山楂去皮核、淮山藥各等份，加適量白糖，調勻後蒸熟，壓製成兒童愛吃的山楂餅，可改善兒童消化不良、脾虛久瀉不止症。

7.山楂、炒麥芽、麥冬各三十克，將上項材料洗淨後，加水五百cc，煮三十分鐘，去渣，取汁，代茶飲用。有養陰除煩，益胃生津，化食健胃之效，可治痛風。

3. 木瓜

木瓜是番木瓜科木本植物番木瓜的果實。別名石瓜、番瓜、乳瓜、萬壽果、蓬生果等。木瓜分為水果類與藥材類兩種。藥材類的木瓜又稱宣木瓜或川木瓜，是薔薇科植物貼梗海棠的果實。在此只探討水果類的「番木瓜」。

成熟的木瓜味甘，性微寒，無毒。主治胃痛、痢疾、大小便不順暢，能消暑解渴、潤肺止咳。未熟的果液可治胃消化不良，為營養食品，也是催奶劑。成熟的木瓜可利大小便，治紅白痢疾。

成分包括醣類、蛋白質、脂肪、維他命A、B、C、E，還有礦物質、番木瓜鹼、木瓜蛋白酶、木瓜凝乳酶、番茄烴等。果實中含有一種乳汁，未成熟者含量尤其多，故又名乳瓜。

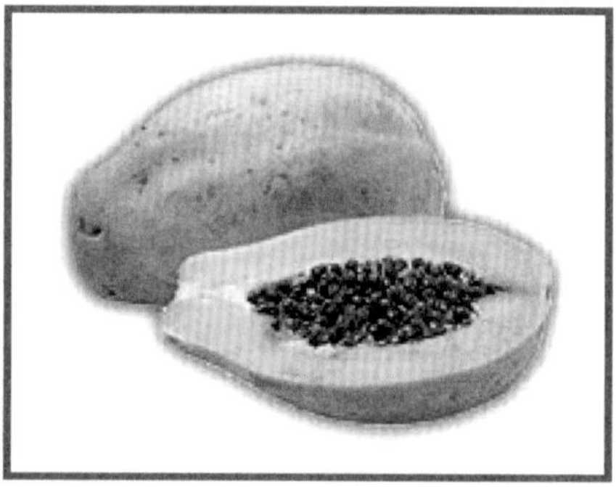

除了食用外，最大的商業價值就是提取木瓜蛋白酶。木瓜蛋白酶有助於食物的消化吸收，能治消化不良、胃痛、胃潰瘍、十二指腸潰瘍、痢疾。同時能促進及調節胰液的分泌，治療胰腺功能不良引起的消化不良。木瓜脂肪酶可將脂肪分解成脂肪酸，有利於食物中脂肪的消化吸收。

美國醫師發現，木瓜中的凝乳蛋白酶可使腰椎間盤突出引起的腰腿痛得以緩解或痊癒。同時，木瓜中所含的生物鹼類能抗癌，可治淋巴球性白血病。將木瓜蛋白酶注射到腫瘤細胞中，可縮小腫瘤組織。

治胃病、消化不良以未熟果實較好，治紅白痢疾則以熟果較好。木瓜的漿液和種子內有收縮子宮和墮胎作用的成分，孕婦不可食用。

〔吃　法〕

1. 冰糖燉木瓜，是冬天的滋補品。
2. 熟木瓜去皮，蒸熟後加蜜糖食用，可治肺燥咳嗽。
3. 飲用木瓜汁或曬乾粉末可驅蟲。
4. 生木瓜切片，用糖醋浸泡，是一道爽口的下酒菜。
5. 木瓜煮魚尾或燉豬蹄，能增加營養，促進乳汁分泌，最適合孕婦食用。
6. 未成熟的木瓜可當蔬菜使用，炒、醃漬或作湯均可。

7.生食木瓜，可舒緩咽喉不適，改善感冒咳嗽、便秘、慢性氣管炎等。

8.熟木瓜和柿餅加水煎服，可治氣喘性咳嗽。

9.木瓜切片浸泡米酒，連續飲用兩週，可治腎虛和早洩。

除此之外，木瓜還有以下的養身用法。

1.未成熟木瓜去皮、去籽，切成細塊，混合鮮奶榨汁飲用，能幫助消化，加速潰瘍的癒合。

2.熟木瓜去籽，和檸檬汁、鳳梨汁、香菜一起榨汁飲用，有潤腸通便、消痔之效。

3.去籽木瓜和連皮西瓜、連皮冬瓜加水榨汁飲用，有除濕消腫之效。

4.去籽木瓜、蘋果、鳳梨混合榨汁飲用，有補血、潤膚、預防黑斑與雀斑之效。

5.去籽木瓜、連皮西瓜榨汁飲用，有利尿、消腫、補脾胃之效。

6.未成熟木瓜、生薑、當歸、羊肉加水蒸熟服用，可治腰酸背痛、四肢冰冷麻痺、腹中寒痛、頭暈、心悸、產後貧血等。

7.木瓜一百克，單味煎水外洗，可治長年爛腳。

4. 火龍果

火龍果是仙人掌科量天尺屬植物量天尺（亦稱霸王花）的果實。別名紅龍果、仙蜜果、仙人果、吉祥果等。為熱帶、亞熱帶的優良水果之一。常見的火龍果有紅皮白肉和紅皮紅肉兩種。紅皮紅肉的果實較圓，甜度較高。

成分有胡蘿蔔素、維他命 B_1、B_2、B_{12}、C、鈣、鐵、磷、白蛋白、纖維素、花青素等。花青素具有抗自由基、防老化、預防老人痴呆作用。白蛋白為具有黏性、膠性的物質，對重金屬污染有解毒作用，同時能保護胃壁。纖維素能排除體內老舊廢物，具瘦身效果，也能預防大腸癌。虛冷體質者不宜過食。

經常食用火龍果，能降血壓、降血脂，具潤肺、明目、解毒之效，也能改善便秘和糖尿病。熱量低，含高纖維素，是追求苗條身材與美麗的

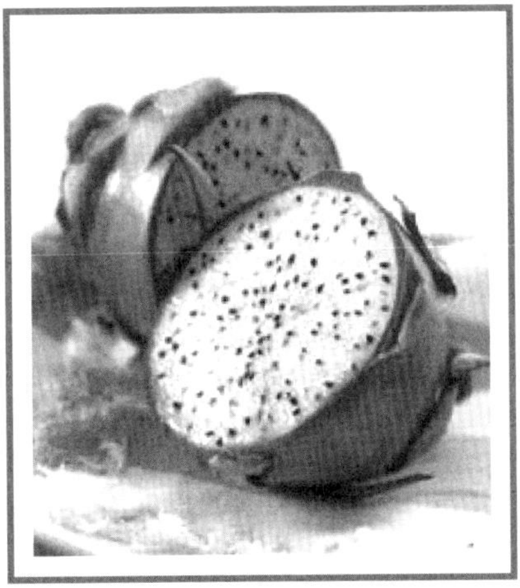

女性們理想的水果。

除了生食果實外，可加工製成火龍果甜糕或果醬。榨汁飲用，對高血壓有效。

〔吃　法〕

1. 榨汁飲用，富含維他命C與礦物質，能增加吸收與促進健康。紅色天然色素能幫助人體造血，並具解毒、清血、美容之效。
2. 其花曬乾後，可用來製作料理或沖泡熱水飲用。
3. 新鮮莖條攪汁後加蜂蜜飲用，有益健康。
4. 火龍果加冰塊倒入鮮奶榨汁飲用，是口感極佳的冷飲。

5. 石　榴

為石榴科木本植物石榴的果實。別名安石榴、海石榴、金罌、西安榴、丹若、安息榴、酸石榴。石榴花開紅似火，石榴結籽猶如多子多孫，吉祥如意。古代婦女穿的裙子，喜歡石榴花的紅色，所以，當男子喜歡某個女子時，會以「拜倒在石榴裙下」來形容。

果肉味甘甜，性涼，具清熱、解毒、健胃、潤肺之效，可治療扁桃腺炎、咽喉炎、聲音嘶啞、久咳、久瀉久痢、口瘡、手足癬等。

石榴能夠有效的抗氧化，減少體內沉積氧化膽固醇並抗老化，對於咽喉燥渴十分有效。所含的多種氨基酸，具有軟化血管和降低膽固醇的效果。

果肉中含醣類、蛋白質、鈣、鐵、磷、鉀等礦物質和維他命C，以及蘋果酸、檸檬酸、鞣酸等有機酸。民間將石榴當成消化藥，用來治療食慾不振和消化不良。而用來治病的，主要是石榴葉、皮、花、根，而不是石榴果肉。

除了生食外，可加工製成清涼飲料或水果酒。石榴汁的顏色鮮紅如血，故被稱為「石榴血」。

多食易傷肺生痰，損壞牙齒，使齒變黑，加重齲齒疼痛。小兒過食易發熱，加重急性支氣管炎等症狀。因為急性痢疾和急性腸胃炎而引起腹瀉的患者不宜食用。

有明顯的收斂、抑菌、抗病毒的效果。其皮含有石榴

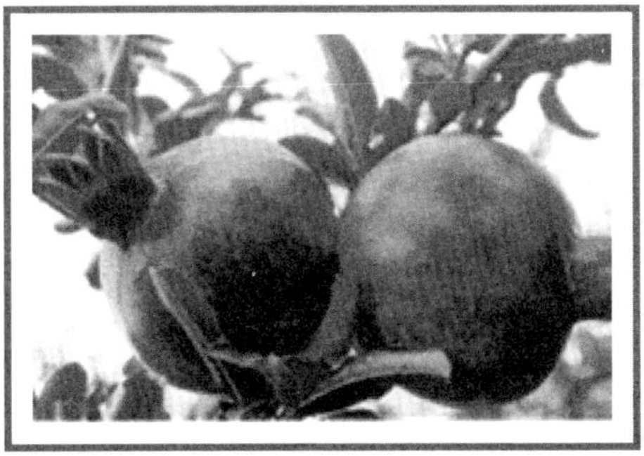

皮鹼，對痢疾、結核、傷寒、綠膿桿菌和各種皮膚真菌都有抑制作用。也能麻痹絛蟲，可用來驅絛蟲。

〔吃　法〕

1.吃石榴二片可止輕瀉。重症者可飲石榴皮煎成的濃汁。
2.吃石榴皮可治慢性痢疾。
3.吃鮮石榴一個，可治胃陰不足、口乾舌燥。
4.鮮石榴取種子細嚼慢嚥，可治咽喉炎、聲音嘶啞、口舌生瘡、口乾舌燥。睡前咀嚼，可治肺結核咳嗽、老年慢性支氣管炎。
5.鮮石榴二個，去皮搗爛絞汁，與適量生薑、茶葉加水同煎，每次五十cc，每天二次，可治腸炎腹痛、久瀉久痢。

6.甘　蔗

為禾木科草本植物甘蔗的莖桿。別名糖梗、干蔗、竿蔗、薯蔗等。狀似竹竿，莖汁味甜，故有竿蔗、糖梗、甘蔗之名。是製糖工業的原料，也是人們喜愛的水果。

甘蔗成分包括水分、蛋白質、脂肪、醣類、磷、鈣、鐵和硒。汁液中含多種氨基酸，例如天門冬氨酸、谷氨酸、絲氨酸、丙氨酸、纈氨酸、亮氨酸、賴氨酸、羥丁氨酸、谷氨酰胺、酪氨酸、脯氨酸、胱氨酸、苯丙氨酸、γ－氨基丁酸等。

此外，也含有各種有機酸，包括甲基延胡索酸、延胡索酸、烏頭酸、甘醇酸、蘋果酸、琥珀酸、檸檬酸、草酸，以及維他命B_1、B_2、B_6、C等。

甘蔗具助脾健脾之效，有人稱其為「脾果」。飲用甘蔗汁能清熱生津，但是，脾胃虛寒無熱者不宜食用。生的甘蔗汁能瀉火，熟的甘蔗汁變成甘溫而助熱，要區分清楚。

甘蔗可去皮生吃或榨汁生吃，也可以和其他果汁混合飲用。用甘蔗製成的糖，依其純淨度和外觀的不同，可分為結晶冰糖、單晶冰糖、方糖、綿白糖、白砂糖、紅砂糖、紅糖等。

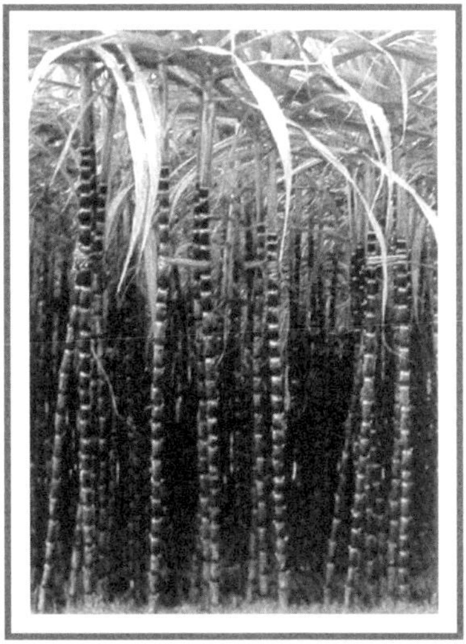

味甘，性寒，無毒，有清熱、生津、潤燥之效，可治津液不足、心煩口渴、反胃嘔吐、肺燥咳嗽、便秘，亦可解酒毒。

甘蔗中含有蛋白質和氨基酸，容易發霉變質。剖面發黃、生蟲、有酸味或霉味及酒糟味的甘蔗均不宜食用。性寒，易傷脾胃，所以脾胃虛寒、輕瀉者不宜多食。甘蔗含糖量高，食過量容易引起高滲性昏迷，表現為頭昏、嘔吐、煩燥、四肢麻木、神志不清等。

〔吃　法〕

1.夏天喝甘蔗汁，能消暑解渴。沁人心脾。
2.甘蔗汁加薑汁飲用，能治孕吐、反胃或慢性胃炎。
3.等量的甘蔗汁和西瓜汁混合後飲用，可治暑熱煩渴、熱病，生津利尿，能治懷孕水腫。
4.甘蔗五百克切成片，與菊花五十克煎水代茶飲，可治夏暑傷陰、體熱多汗、口乾尿黃等。
5.甘蔗五百克，洗淨去皮，切碎絞汁，白藕五百克，去節洗淨，切碎後，放入甘蔗汁中浸泡半天，再一同絞汁飲用，可治各種泌尿系感染症。

6.甘蔗適量剁成小塊，加入粳米共煮粥，做早餐食用，可治老年虛熱咳嗽、口乾舌燥等症。

7.甘蔗汁、蘿蔔汁各半杯，野百合六十克，先將百合煮爛，再和入兩汁，每天一次，臨睡前服食，可治虛弱者病後氣管炎、肺結核等症。

8.紅皮甘蔗、荸薺各適量，加水煎煮成汁，代茶常飲，可治各種熱病後期，陰液損耗所引起的口乾舌燥等症。

7.西　瓜

為葫蘆科西瓜屬一年生草本蔓生水果。別名水瓜、夏瓜、白虎湯、寒瓜。性涼味甘。根據『本草綱目』的記載，「西瓜能消煩止渴，解暑熱，治痢疾，解酒毒」。而現代藥理研究則認為，西瓜中的配糖體能降血壓和利尿，而且其中所含的少量鹽類

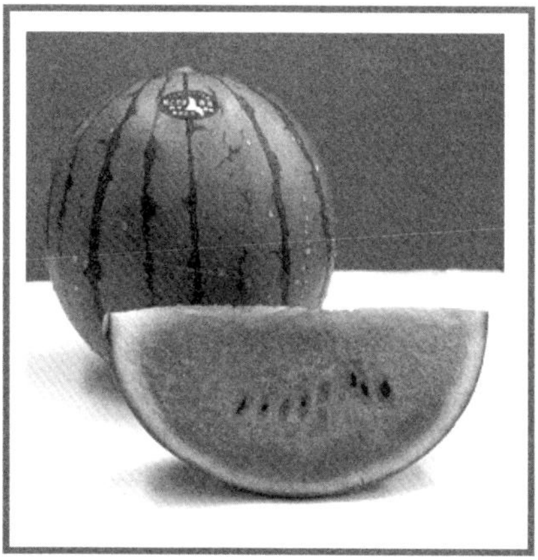

對腎炎有療效。成分中的蛋白酶能將非溶性蛋白變成可溶性蛋白。

西瓜肉為紅色，是因為含有胡蘿蔔素的緣故。成分中的果糖，有助於改善腎臟病，同時能促進酒精的分解。鉀的含量豐富，能夠排除體內多餘的鹽分。

熱病飲用西瓜汁，能夠消暑，也能促進排尿，使血中的廢物從小便中排出。為高血壓、急性尿道炎、膀胱炎、輕度腎炎的食物療法。

西瓜皮製成的西瓜霜，效果類似西瓜，為清熱降火、生津、止渴的妙方。

西瓜雖是清暑解渴的佳品，但重度胃炎、全身水腫及排尿障礙患者不宜食用。平常消化系統功能不良、脾胃虛寒、寒濕較盛、腎功能不全的人也不宜多吃，否則容易引起腹脹與腹瀉。

西瓜中含有抗氧化劑的維他命C與β－胡蘿蔔素，能夠預防多種癌症，避免動脈粥樣硬化發生。尤其鉀的含量豐富，能夠調節心臟功能，平衡血壓，防止心臟病發作及中風。豐富的纖維素能夠幫助排便順暢，預防結腸癌與直腸癌。

西瓜切開後放置時間過長，有利於細菌的生長繁殖，所以，切開後要儘快吃完。

〔吃　法〕

1. 榨汁飲用，能消暑止渴，預防咽喉痛。同時能利尿、醒酒解毒，補充水分，改善高血壓。

2.西瓜和小黃瓜一起榨汁飲用，對於高血壓、心臟病、腎臟病引起的浮腫有效。

3.西瓜一個，大蒜一百克，先將西瓜洗淨，挖一個三角形洞，放入去皮打碎的大蒜，再用挖下的瓜蓋蓋好，放盤中，隔水蒸熟，趁熱吃瓜瓤、飲汁，有利水、消腫、解毒功效，可治水腫、急慢性腎炎、泌尿系感染等症。

4.西瓜子仁二十克，搗爛，加等量蜂蜜，拌勻，加水適量，煎煮半小時後服用，可治老人、產婦或久病患者的體虛腸燥便秘。

5.西瓜皮、冬瓜皮各十五克，天花粉十二克，加水煎服，可治糖尿病人的口渴、尿混濁。

6.西瓜汁加白糖飲服，可治B型腦炎高熱抽風症。

7.去皮的西瓜和高麗菜一起榨汁飲用，能排除體內多餘的鹽分，改善腎臟病、腳氣病和水腫。也能促進酒精分解，適合在飲酒過量或宿醉時使用。

8.百香果

為熱帶特有的水果。別名愛情果、情人果。具有菠蘿、檸檬、芒果、酸梅、草莓等多種水果的濃郁香氣。營養豐富，含醣類、蛋白質、維他命A、B_2、C、鎂、磷、鋅、鐵、膳食纖維等成分。

是天然的保健水果，被視為水果中的維他命C之王。具消炎止痛、活血強身、滋陰補腎、提神醒腦、降脂降壓、消除疲勞、養顏美容、增進食慾之效。其根莖可治皮膚搔癢、關節炎和骨膜炎。

味甘酸，性平，能生津潤燥、清腸開胃、安神補血與通便，可治煩渴、便秘、鬱悶、排尿不順等。

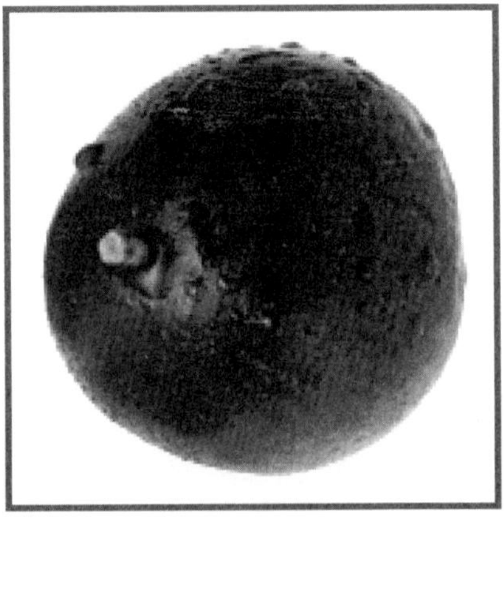

除了生食外，可加工製成甜點、果醬、布丁等。感覺太酸的話，可加入蜂蜜來吃，又香又甜的百香果，就算怕酸的孩子也會愛上它。

〔吃　法〕

1. 榨汁飲用，可治咽喉炎、腸胃炎、痔瘡、老人高血壓、青春痘等。
2. 成熟的百香果洗淨切開，直接飲用其汁液。加些糖攪拌來吃，甜中帶酸，是口感清爽的水果。

3.夏天用冰水，冬天用溫開水，加入些許牛奶榨汁飲用，別具風味。能提高人體免疫力，具抗老化效果。

9. 杏

為薔薇科植物杏的成熟果實。別名甜梅、杏實、杏子。三國時代名醫董奉酷愛杏樹，為人治病不收醫藥費，但要病人在他家後院種杏樹，輕症者種一株，重症者種三株。數年後，杏樹萬株，人們稱「董仙杏林」。

董奉用賣杏得來的錢換米救濟貧困人家。病人和窮人都很感謝董奉，送他「杏林春暖」的匾額表示感激之意。

成分包括檸檬酸、蘋果酸、胡蘿蔔素、番茄烴、黃酮類、兒茶酚、醣類、蛋白質、氨基酸、維他命A、B、C、磷、鐵、鈣等。揮發油成分包括檸檬烯、異松油烯、月桂烯、α－松油醇、髗牛兒醇、橙花醛、芳樟烯、檸檬醛等。

杏仁和杏果中都含有苦杏仁苷，食用後經過消化分解，會產生氫氰酸和苯甲醛這兩種能防癌與治癌的物質。據美國方面的研究報告指出，喜馬拉雅山芬札地區的人都很長壽，追究其原因，發現該地區的人長年來都以杏子和杏仁充飢，所以能夠遠離癌症。

杏多食易導致膈熱煩心、傷筋骨、生癰癤，內熱者不宜食用。俗諺說：「桃飽人，杏傷人。」杏過食易拉肚子，尤其兒童多食會傷身，也容易損壞牙齒。

苦杏仁經酶水解後，會產生氫氰酸，對呼吸中樞有鎮靜作用，可以止咳喘，但具有毒性，所以，需要注意用法、用量，不能當食品用。

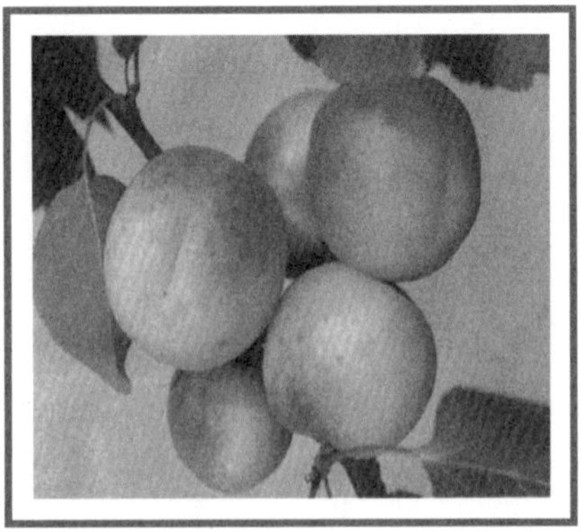

除了生食外，可加工製成蜜餞、果醬、果醋、果酒、杏仁茶、罐頭等。罐裝杏可作甜食，也可當成各種點心的材料。

其性溫和，味道酸甜。能潤肺定喘，生津止渴，對於口乾舌燥、便秘、急慢性咳嗽有效。經常適量食用，可使頭髮秀麗、稠密。

〔吃　法〕

1.大家熟悉的杏仁茶，具潤肺止咳之效。

2.鮮杏或杏乾可治慢性腹瀉。

3.帶殼炒熟後取仁食用，可治遺精。

4.杏的乾燥種子杏仁為治咳之妙藥。

5.杏仁榨出的油可食用，營養豐富，可用來製作糕點。

6.杏仁五百克洗淨去核留仁，核桃仁二五〇克，蜂蜜七五〇克。先用水將杏肉及仁煎熬一小時，加入切碎的核桃仁，再煎半小時，然後加入蜂蜜攪勻，二十分鐘即成蜜餞。可治肺腎兩虛的咳喘。

7.甜杏二十克，桑白皮十五克，豬肺二五〇克，加清水適量炖用，可治傷風感冒所致的咳嗽、痰多及氣喘。

10.李　子

為薔薇科櫻桃屬植物李的成熟果實。別名嘉應子、李實。其果實、根、根皮、樹膠、葉和種子皆可當成藥用。味甘酸，性平。中藥書記載李子能「清濕熱，解邪毒，利小便，止消渴，治肝病腹水」。

除了生食外，可加工製成李子乾、蜜餞、罐頭、水果酒、果凍、果醬等。李子罐頭可用來配菜或製作甜食，也可以和其他水果配合或放入烘烤食品中。

酸甜可口，能夠清肝熱，應用於臨床上，可以改善消化不良、肝硬化腹水、咽炎、水腫、濕疹、牙周病、瘡癤等。

成分包括醣類、微量蛋白質、脂肪、礦物質、天門冬素、谷醯胺、絲氨酸、甘氨酸、蘇氨酸、脯氨酸、丙氨酸、γ－氨基丁酸等多種氨基酸，以及維他命B_1、B_2、C、菸酸、胡蘿蔔素等。

李子是歷史悠久的美容水果，可以促進消化酶和胃酸的分泌，增加胃腸蠕動。

民間有「桃飽人、杏傷人、李子樹下躺死人」的說法，脾胃虛弱者與兒童不宜多食。苦澀的李子有毒，要小心。

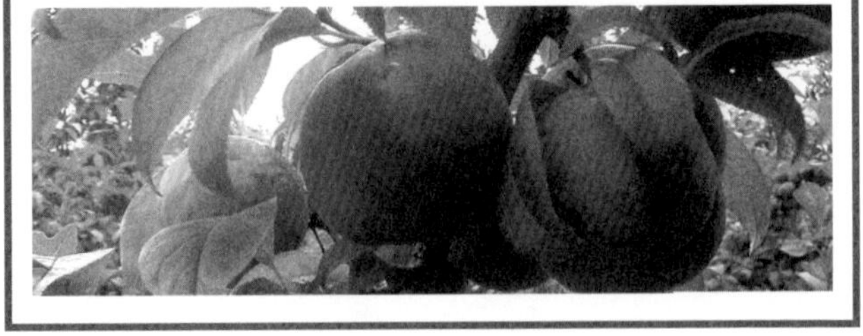

李子不可多食，多食易助濕生痰，損傷脾胃，尤其是脾胃虛弱的人，更應該少吃。同時，李子吃後不可多喝水，否則易發生腹瀉。

將適量的鮮李葉洗淨，煎湯沐浴或搗汁塗抹，能治小兒高熱、驚癇。

李子的核仁中含有李苷、苦杏仁苷，能潤腸通便、利尿消腫、散瘀，適用於大便秘結、小便不暢、跌打瘀血疼痛、痰飲咳嗽、水腫等症狀。此外，據說李花能去粉刺與黑斑。

〔吃　法〕

1. 生食李子能治肝硬化與腹水。
2. 李樹皮加水煎服，可治痢疾。
3. 李根皮用水煎服，可治赤白帶。用來漱口，可治牙痛。
4. 李子根白皮用水煎服，可治糖尿病。
5. 李子汁富含維他命A，能預防乾眼症與夜盲症，可治口燥咽乾的內傷癆熱症。
6. 李子、蘋果、胡蘿蔔加入蜂蜜榨汁飲用，風味絕佳，有很好的保健效果。

11. 芒果

為漆樹科杧果屬植物杧果的果實。別名莽果、望果、檬果、沙果梨，古時候稱庵羅果。蜜蜂望之而喜，所以又稱蜜望。為熱帶國家重要的水果。芒果樹的嫩葉可當蔬菜食用，清香可口，用來煮飯，別有風味。

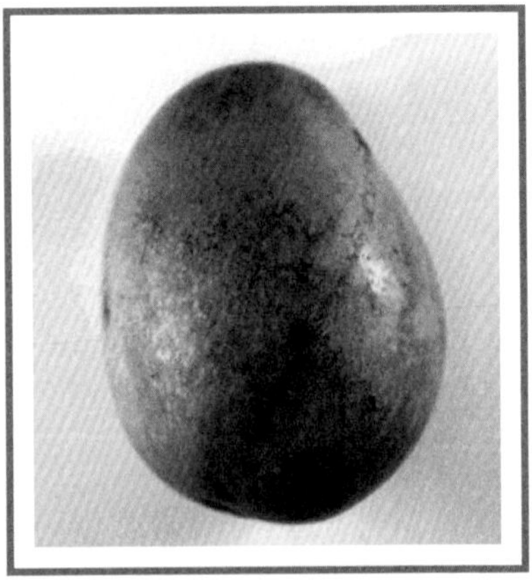

成分包括醣類、蛋白質、粗纖維、灰分、維他命B_1、B_2、葉酸、酒石酸、檸檬酸、草酸。另外，也含芒果酮酸、異芒果醇酸、阿波酮酸、阿波醇酸等三萜酸。多酚類化合物則有沒食子酸、沒食子鞣酸、槲皮素、異槲皮苷、芒果苷等，並且含有多種類胡蘿蔔素及蝴蝶梅黃素等。

根據研究報告顯示，芒果樹葉中所含的芒果苷有祛痰、止咳、抗癌作用，是慢性氣管炎的治療藥。將萃取過的芒果苷的葉渣再製成「芒果沖劑」，可用來治療流行性感冒。芒果的種仁可作殺蟲劑和收斂劑。未成熟的果實能抑制化膿球菌、大腸桿菌。

味甘酸，性涼，無毒，能益胃、止嘔、解渴、利尿。對於夏天的暑熱煩渴、嘔吐、眩暈、小便澀、慢性喉炎等有一定的輔助療效。芒果核有行氣、止疝痛、消食滯的作用，常和桃核、龍眼核併用。

對芒果葉和汁過敏的人，食用芒果可能會引起皮膚炎。性帶濕毒，皮膚病或腫瘤患者要避免食用。食用過量，有引起腎炎的危險性，要慎食。

根據古代本草書記載，芒果不宜食用過量，過量可能引動風氣，並且最好不與蒜、蔥一起吃。

除了生食外，也可加工製成蜜餞、果凍、罐頭、果醬、水果酒、水果醋、果汁等。滋味奇特，果肉酷似桃子和鳳梨，甜蜜可口。

〔吃　法〕

1. 芒果煎水代茶常飲，能治慢性咽喉炎、聲音嘶啞。
2. 嚼食芒果或芒果煎水飲用，可治暈車暈船、嘔吐眩暈。
3. 孕婦作嘔時，可吃芒果肉或將芒果煎水飲用。但易過敏的人不宜食用。

4.榨汁飲用，富含維他命A，具清腸胃、止吐之作用，也能預防高血壓與動脈硬化。

5.取芒果肉一～二個，分一～二次生吃，連吃一～三週，同時用果皮擦患處，可治多發性疣。

12.松子

為松科植物紅松的種子。別名海松子、松子仁、新羅松子等。自古以來，被稱為「長生果」，有「果中仙品」之美譽，人們認為常吃松子可以延年益壽。

性味甘平，溫，無毒。具有養液、潤肺、滑腸、熄風之效，可治吐血，燥咳、便秘、頭暈目眩、風痺等。

成分包括脂肪油，主要為亞油酸酯、油酸酯等不飽和脂肪酸。另外還有醣類、蛋白質、多種維他命與礦物質、生物鹼。其清香來自萜類揮發油。

所含的不飽和脂肪酸，具有降低膽固醇和三酸甘油酯的作用，能預防高血壓、高血脂、冠心病、動脈硬化等心臟與腦血管疾病，可抗老化，延年益壽。

松子中含有豐富的磷，具補腦強身之效，可增強記憶力，促進骨骼與牙齒的發育。同時含有優質油脂，具養血補液之效，能使皮膚與毛髮柔軟有光澤，富於彈性。炒熟的松子，營養豐富，清香可口，是很好的休閒食品。也可製成松子糖、松子糕及各種甜點，同時也是拼盤的好材料。

大便溏薄、瀉泄、滑精、濕痰患者不宜食用。

〔吃　法〕

1.松子和甜玉米一起炒，是一道美味佳餚。

2.松子、大麻仁、柏子仁研成膏狀，加入蜂蜜調勻，每晚睡前服用，可治老年便秘。

3.松子仁、黑芝麻、枸杞子、杭菊花各十克，用水煎服、每日一劑。可治肝腎陰虛的頭昏、眼花、盜汗症。

4.松子仁三十克，核桃仁六十克，共研成膏狀，用熱蜂蜜拌勻，每次服六克，每天二次。可治咽喉乾

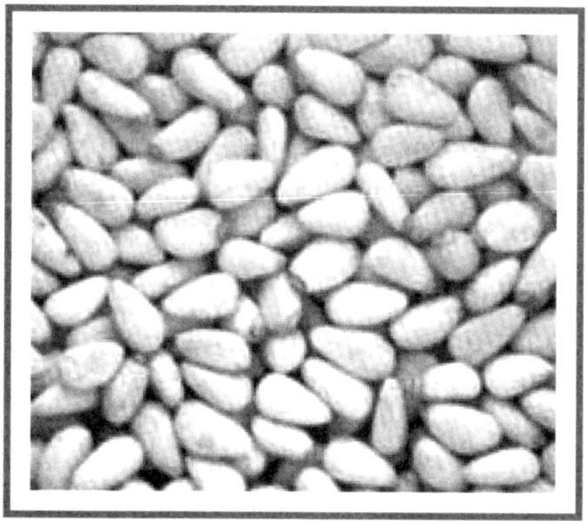

痛、肺燥乾咳少痰。

13. 枇 杷

為薔薇科木本植物的果實。別名金丸、蠟丸、琵琶果等。果實成熟時，碩果累累，像金果結滿枝頭一般，故名金丸。

性涼，味甘酸，無毒。能潤肺、止渴、下氣，可治咳嗽、吐血、流鼻血、燥渴、嘔逆。其葉性味苦平，可治咳嗽、瀉火、利尿、治淋病，是止咳、止嘔的常用藥。枇杷花的功效和枇杷葉相同。胃寒嘔吐與風寒咳嗽者不宜食用。

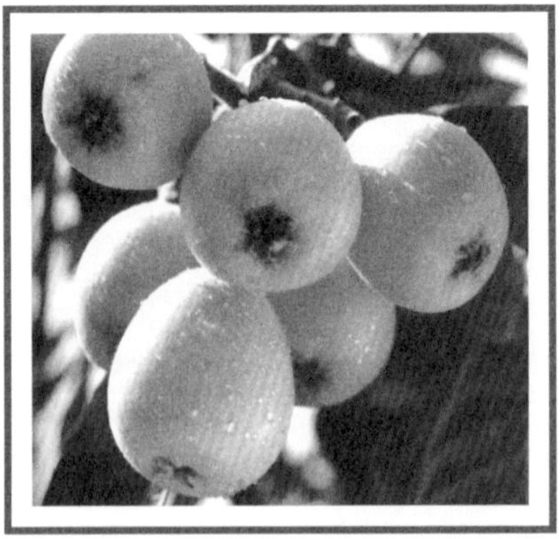

「枇杷膏」是枇杷加沙參和貝母等製成，具有潤肺生津、止咳之效。而「枇杷露」則是枇杷葉蒸餾後的產物，對於肺熱咳嗽、嘔逆、口渴、痰多等症狀有效。「川貝枇杷露」是在枇杷露中加入川貝製成，有鎮咳、祛痰之效。也可以將枇杷葉、川貝加砂糖作成「枇杷沖劑」，用開水沖服。

枇杷含有醣類、脂肪、蛋白質、檸檬酸、蘋果酸、果膠，還有維他命A、B、C及鈉、鉀、鈣、磷、鐵等礦物質，並且含有隱黃素等色素，能保護視力，滋養皮膚，促進胎兒發育。

枇杷核仁是有效的祛痰鎮咳藥，但是，含有劇毒氫氰酸，誤食易中毒，嚴重者甚至會因呼吸困難、昏迷而死亡。

〔吃　法〕

1.生食枇杷數個，能治小兒驚風發熱與壞血病。
2.枇杷葉、橘皮、杏仁、甘草加水煎服，能治氣管炎、支氣管炎。
3.枇杷葉和鮮竹葉用水煎服，能治聲帶炎、咽喉炎和暑熱。
4.去核的枇杷果實加川貝母打汁服用，能治慢性支氣管炎和咳嗽。
5.除了生食鮮果外，也可加工製成罐頭、果醬、水果酒。
6.可當成菜餚的材料，烹製成枇杷咕嚕肉、枇杷炒子鴨等名菜。
7.枇杷適量，去皮榨汁，每天早晚塗擦臉部，十分鐘後用清水洗淨，有潤膚增白、去皺美容的功效。

14. 奇異果

祖籍來自中國，原名獼猴桃，又名金梨、名藤梨、獼猴利等，在一個世紀前引進紐西蘭。具清熱、利尿、生津、健胃、消腫、催乳與潤燥散瘀之效，可治消化不良、尿路結石、心血管疾病、高血壓、肝炎、關節炎、食慾不振。

成分包括醣類、蛋白質、脂肪、膳食纖維、維他命C、鐵、鉀等。尤其維他命C的含量豐富，能強化人體的免疫系統，降低血中膽固醇和甘油三脂，防止血栓的發生，具預防心臟病與癌症之效用。

果肉富含膳食纖維，能促進腸道蠕動，改善便秘。此外，鉀離子含量高，可調節體內水分的平衡，使血壓保持正常，維持心臟功能。

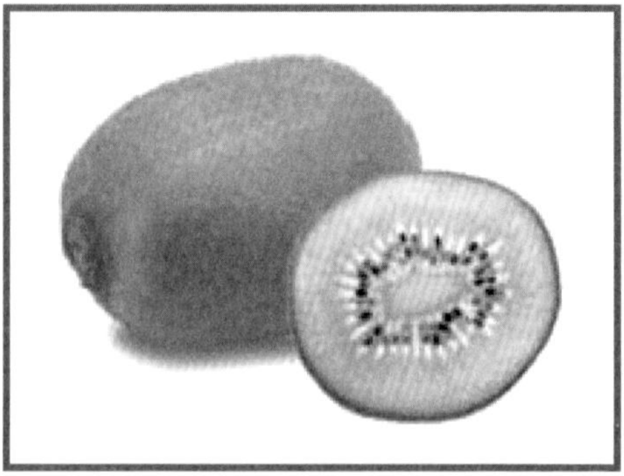

奇異果的營養成分高，是「營養活力之源」。根據美國方面的研究報告指出，每天吃二顆奇異果，能補充鈣質，刺激肝膽分泌膽汁，增強食物的吸收力，改善睡

眠品質。同時，因為富含膳食纖維，食用後能增加飽足感，再加上熱量低，所以是減重者的最佳食品。

現代醫學研究發現，奇異果中的維他命C在人體內的利用率高達九四%。常食可阻斷致癌因子亞硝酸胺的形成，預防多種癌症，例如，直腸癌、食道癌、肝癌、胃癌等。

醫學界認為奇異果是營養密度最高的水果，優於木瓜、哈蜜瓜、草莓、芒果、檸檬等。除了生食外，可加工製成果醬或當成各種甜點的原料。

奇異果味甘酸，屬於寒性水果，腸胃虛寒、嚴重貧血、四肢冰冷、易腹瀉者，還有腎功能衰竭、尿毒症或洗腎者皆不宜食用。對其過敏者，也要忌食。

〔吃　法〕

1. 奇異果去皮生吃，每次三十～五十克，有治內熱煩渴的功效。
2. 榨汁飲用，含豐富的維他命C，具美白肌膚效果。
3. 奇異果、柳丁汁和大豆卵磷脂混合榨汁飲用，味道爽口，是美顏聖品。
4. 奇異果五十～一百克，榨汁，加薑汁少許飲用，可治胃癌、呃逆、乾嘔等症。

5.奇異果五百克，去皮搗爛，加水適量，煎半小時後，加入五百克蜂蜜收膏裝瓶，每次服用十cc，每天二次，可預防及治療高血壓、心血管疾病。

15.芭　樂

為桃金孃科常綠多年生灌木植物。果實多籽，類似石榴，故又名番石榴。含有豐富的膳食纖維、維他命B群、C、鉀、鐵、鈣、磷、灰分等。

性溫，味甘澀，具收斂止瀉、止血、消除食滯之效。富含維他命C，能美白肌膚、防癌。為鹼性食物，可中和體內的酸性元素，維持體內酸鹼平衡，增進健康。

根據研究發現，芭樂中含有芭樂苷，具消炎、解熱、止瀉之效，可改善急性腸炎、風濕痛、頭痛、糖尿病等。所含的鉀能預防高血壓。強烈的鹼性澀味，能抑制胃酸發酵，具止瀉效果。

芭樂葉中含有膳食纖維、維他命、礦物質以及胰蛋白酶等酵素，能促進腸的蠕動，收斂腸黏膜，抑制脂肪的吸收，有減重效果。

芭樂根有收斂、止血作用，可治糖尿病、腹痛、牙痛、痢疾。樹皮、葉和未成熟果實中均含鞣酸，食用後會便秘，但有止瀉、止血、消炎等功用。葉中含有揮發油，煎濃汁塗洗，可治皮膚濕疹或搔癢。葉子煎服，可治腸炎、痢疾。

研究報告指出，芭樂葉和果實具降血糖作用，能抑制高血糖，改善糖尿病。可預防高血脂症、高血壓，並具減肥效果。

除了生食外，可當成蔬菜食用。也可加工製成果醬、蜜餞、醃芭樂。紅芭樂的維他命C含量最多，其次為綠色、淡黃色、淡紅色。

〔吃　法〕

1. 芭樂皮煮水，配紅糖，可除濕止瀉。
2. 芭樂果實切片乾燥後食用，可以改善糖尿病、高血壓、血脂肪、膽固醇、尿酸過高。對於便秘、口臭、青春痘、牙痛、減肥也有效。
3. 芭樂葉用水煎服，可降血糖。
4. 芭樂搗爛，用水煎服，可治急性腸胃炎。
5. 葉片去毛曬乾用來泡茶，可治暑熱。

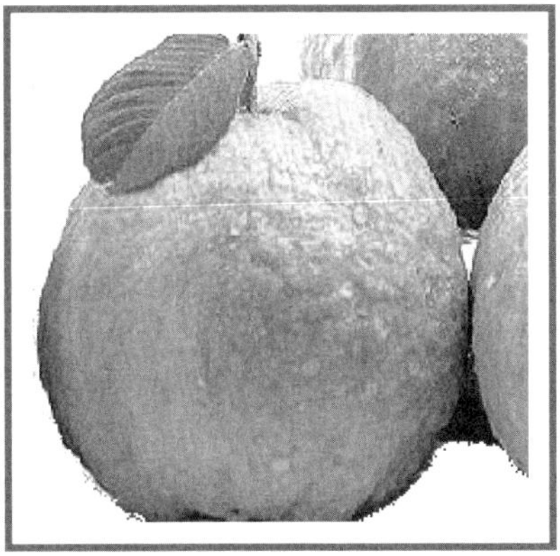

16. 金　橘

為芸香科植物金橘的果實。別名牛奶橘、金柑、盧橘、金棗、羅浮、金橙等。是柑橘類中果形最小的一種，經常作為觀賞用。小巧玲瓏，惹人喜愛。

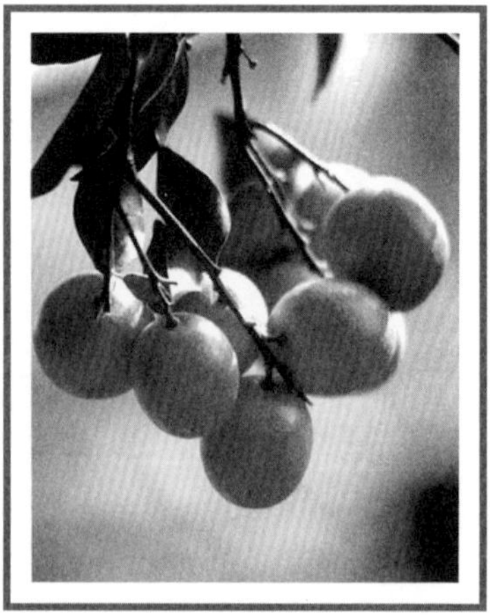

金橘含有豐富的維他命C、P與金橘苷。能保護血管，延緩血管硬化，改善高血壓、血管硬化和冠心病。是鉀、鈣和維他命A的最佳來源。

除了生食外，可加工製成各種食品，其中以金橘餅最受人歡迎，既是很好的休閒食品，也是營養滋補食品。具提神、增進食慾、提高身體禦寒力等作用，可改善各種老年病。此外，也可製成罐頭、果酒、果汁、果醬等。

其味酸甘，性溫，無毒。具理氣、開胃、消食、解鬱、化痰、醒酒之效。常吃可以改善膽囊炎、子宮脫垂、高血壓、血管硬化、脫肛、氣管炎、肝炎、胃病等症狀。牙齦腫痛等陰虛火旺者不宜食用。

〔吃　法〕

1. 要連皮一起吃，其皮比果肉更好吃。
2. 泡茶喝可以暖身。
3. 金橘、高麗菜、芹菜榨汁飲用，含豐富的維他命C、P和葉綠素，能強化血管，預防動脈硬化和腦中風，但是限白天飲用。

17. 柳　丁

為芸香科甜橙類。富含維他命A、C、礦物質、有機酸和膳食纖維等。香甜多汁，營養豐富，是台灣重要的水果之一。不僅含豐富的維他命C，也含大量的鉀，能維持血壓的平衡，但腎臟病患者不宜多吃。

柳丁的妙用多不勝數，除了生食、打果汁外，可加工製成蜜餞、果醬、沙拉。柳丁皮可用來作各種點心或泡澡。用柳丁皮泡澡，有助於強化血管，放鬆心情。柳丁花果茶也是受人歡迎的飲品。

柳丁皮拿到太陽底下曬乾，就是陳皮，具止咳、潤喉之效。陳皮、薑片加糖一起煮，能理氣化痰。柳丁皮富含抗氧化作用的配糖體，可強化血管，宜多加利用。

專家學者認為，柳丁綠色果皮中的類黃酮素具強力的抗氧化作用，能增強免疫力，預防癌症。但是，吃進肚裡會增加胃酸的分泌，容易傷胃，所以，胃潰瘍等疾病患者不宜多食。

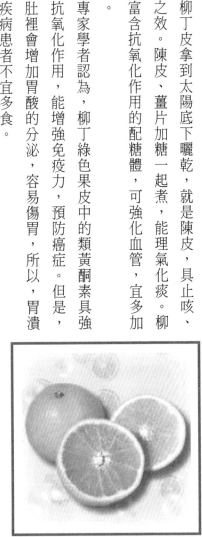

〔吃 法〕

1.去皮柳丁、高麗菜、芹菜榨汁飲用。含豐富的維他命C，具美容和預防成人病之效用，適合容易感冒和抽菸者飲用。

2.去皮柳丁、檸檬汁加蜂蜜榨汁飲用，含豐富的維他命C和檸檬酸，可防止日曬、雀斑。運動後飲用，能消除疲勞。

18. 柿子

為柿科落葉喬木植物柿的果實，又名猴棗、米果。已有三千多年的歷史。日本柿和中國柿相似，是日本重要的水果。美洲柿較小、較澀，不好吃，通常用來製造果凍或果醬。

澀柿果肉帶澀味，要用人工方法脫澀後才可食用。脫澀後的柿子很甜，有如蘋果和梨那般脆。柿子久放不壞，越放味道越香醇。

除了生食外，也可以加工製成柿餅，稱為乾柿。口感軟綿，老少咸宜，營養價值高。柿餅內含甘露醇、果糖、葡萄糖和蔗糖等，可祛痰、鎮咳，是糖尿病患者理想的甜味料。據說北宋詩人蘇軾就是用柿子霜治療自己的糖尿病。

『本草綱目』中記載：「柿子味甘而氣平，性澀而

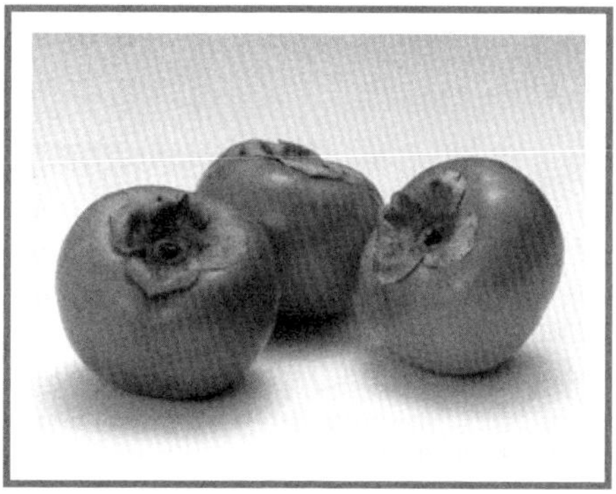

能收，故有健脾澀腸、治漱止血之效。」適合用來治療慢性支氣管炎、動脈硬化、高血壓、痔瘡出血等。

未成熟的柿子中含有鞣酸，主要成分為花白苷，又名瓜氨酸。鮮柿中含醣類、蛋白質、維他命、礦物質、果膠等。含豐富的碘，是缺碘性甲狀腺腫大病患的食療水果。因為能促進血中的乙醇氧化，所以也能解酒。

柿子裡含大量的柿膠酚、果膠、可溶性收斂劑，在胃內酸性的環境中會凝成不溶性硬塊，滯留在胃中難以消化排除，稱為「胃柿石症」。胃潰瘍病人食用後，可能會引起胃出血，甚至穿孔，因此不宜食用。空腹時不要吃柿子，不熟的柿子不要吃，吃完柿子後不要吃酸性食品。

味甘、澀，性寒涼，多食易引發腹痛，感冒久久不癒。與酒同食，會因柿子可促進酒精的吸收而引起宿醉。同時，柿子中的鞣酸成分與鐵質結合，會影響鐵劑的吸收和利用。

〔吃　法〕

1. 蒸食柿餅，能改善便秘與痔瘡，防止出血。

2.柿餅能治療吐血、咯血、痢疾、痔瘡等病。
3.柿蒂性味苦澀無毒，可治呃逆、止嘔。
4.柿霜性甘涼，能清熱，可治咽乾喉痛、口舌生瘡、吐血、消渴。外敷可以治癰瘡。
5.柿子榨汁，加牛奶或米湯飲用，可治高血壓、防中風。
6.成熟的紅柿能補虛、健胃、利肺、潤腸。
7.澀柿榨出汁液，稱為柿漆。內含鞣酸，具有降血壓成分，可治高血壓、甲狀腺腫大、痔瘡出血。
8.柿子四個，粳米六十克，白糖少許，煮粥食用，可治肺燥乾咳、咯血、肺癆咳嗽等症。

19.胡　桃

為胡桃科胡桃屬喬木植物胡桃的種仁。胡桃別名核桃、合桃、羌桃。有「長壽果」、「萬歲子」的美名。

味甘，性溫熱。功用為潤腸、補腎固精、溫肺定喘。可治腰痛腳弱、陽痿、遺精、頻尿、便秘、腎虛、喘嗽等。中醫師對胡桃有極高的評價。

外觀像人腦的兩半球，其上的皺摺像大腦的溝回，再加上胡桃肉的顏色類似人類大腦的乳白色，所以，更肯定胡桃的健腦作用。

主要成分為不飽和脂肪酸的亞油酸甘油酯、亞麻酸、油酸甘油酯，以及醣類、蛋白質、鈣、鐵、磷、胡蘿蔔素、核黃素。胡桃仁中所含的脂肪非常適合大腦的需要，能迅速改善兒童的智力，被稱為「健腦食品」。

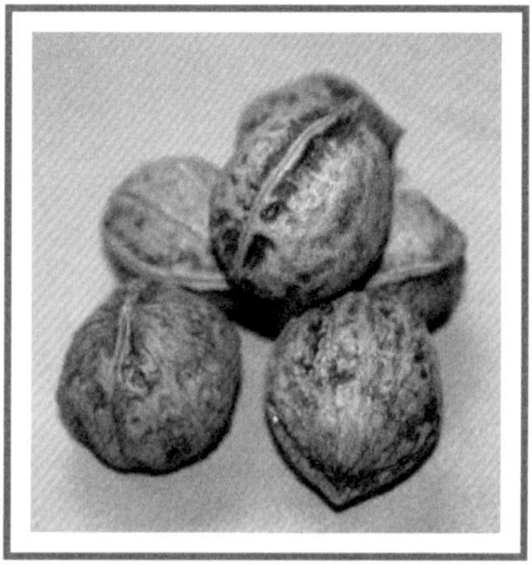

現代醫學研究認為，胡桃肉的磷含量豐富，有促進腦神經的作用。而錳、鋅、鉻等微量元素，可維護心血管的健康，保持內分泌的正常功能，具抗老化作用。成分中的維他命E，能使細胞膜免於受到自由基的氧化所害，具有延緩老化的功能。

胡桃仁的營養價值很高，適合身體虛弱、神經衰弱、高血壓、冠心病及老人食用。但胡桃油分多，多食易生痰，輕瀉者、陰虛火旺者、吐血及流鼻血者勿食。

的好材料。

除了生食外，通常是熟吃。可以炒、煮或油炸來吃。是製作糕點、糖果、料理

〔吃　法〕

1.每天吃數顆胡桃仁，可治慢性氣管炎和哮喘。
2.和穀類食品一起打汁飲用，營養豐富，能抗老化。老人體虛者尤其適合。
3.胡桃仁磨成漿，可製成核桃酪及各種飲料。
4.胡桃仁五十克，搗碎，加米適量，淘淨加水適量煮成粥，經常佐餐食用，可健腦補腎。
5.胡桃仁四～五個，每晚睡前伴少許蜂蜜食用，可治病後津虧之腸燥便秘。
6.胡桃仁二五〇克，冰糖二五〇克，香油一五〇克，以香油炸酥核桃仁，與冰糖共研為糊狀，每次吃一匙，溫水送服，每天四次，可治尿路結石、小便不利。

20. 柚　子

為芸香科植物柚的成熟果實。別名文旦、臭橙、胡柑。味甘酸，性寒。是柑橘

類中最大的水果。

柚中含柚皮苷、胡蘿蔔素、維他命B_1、B_2、C、菸酸、葉酸、肌醇、醣類、鈣、鐵、磷、有機酸等。果皮中含揮發油，主要成分為檸檬醛、牻牛兒醇、芳樟醇等。

一般人稱柚子為文旦，據說是古代姓文的戲劇小旦首先種植而得名。

柚皮厚而堅實，心皮厚而強韌，即使貯藏數個月也不會壞，被稱為「天然的水果罐頭」。圓圓的柚子象徵親人團圓、生活幸福美滿。體積大的柚子，吃起來很過癮，一家共吃一個就夠了。柚子的苦味，是可以健胃的苦味。

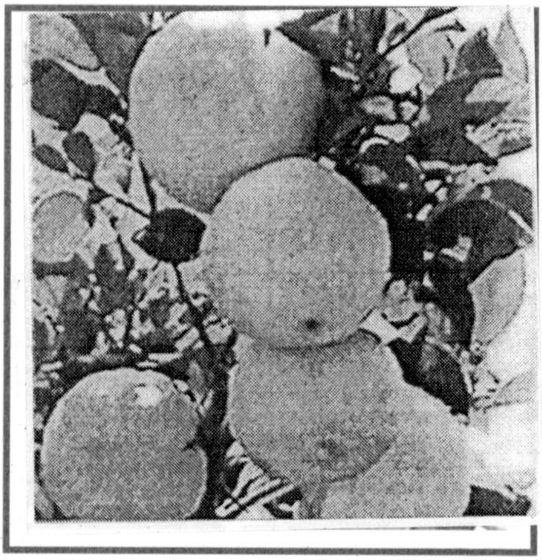

根據科學家的研究，柚子的鮮果肉中含胰島素樣成分，具有降血糖作用，適合高血糖病人使用。而柚皮苷與其他黃酮類相似，具抗炎作用。與改變毛細血管的通過性有關，能抑制ADP轉化為ATP，進而阻止毛細血管前括約肌的鬆弛。此作用能降低血小板的凝聚，增進血液的穩定性及加快血流，故可改善心血管疾病。

柚子是一種典型的南方水果，水分多，含有大量的維他命C。所含的天然果膠能降低膽固醇的含量，並促進鐵、鈣的吸收，能夠和胃化滯、生津解渴。研究者發現，吃柚子能明顯促進運動中受傷組織器官的復原。

吃柚子能夠維護人體健康，預防動脈硬化和心臟病，因為其成分中的果膠能降低低密度脂蛋白，減少動脈血管壁的損傷，維護血管功能。柚子與橘子一樣，也具治療小兒疝氣的作用。

除了生食外，可加工製成柚餅、柚子茶、柚子糖、柚子膏等。柚子蜜餞具有獨特的風味，深受人們喜愛。但氣虛的人少食為宜。

中藥書記載，柚子能生津止渴、幫助消化、和胃、化痰止咳，可治消化不良、胃痛、孕吐、暈車和暈船、咳嗽痰多等。

〔吃　法〕

1.柚子、檸檬、蜂蜜榨汁飲用，能防止日曬、雀斑，是美容、健康果汁。含有豐富的維他命C和檸檬酸，可消除疲勞。

2.柚皮洗淨、磨碎，加入其他果汁中，能享受到獨特的風味。

3.柚子汁加入糖水拌勻之後，加入冰塊，再倒入蘇打水拌勻，就成為柚子蘇打汁，是夏天的良伴。

4.柚子汁加入糖水拌勻，再倒入冷藏的蘋果酒或汽水，就成為老少咸宜健康飲料。

5.柚子一個，切碎，童子母雞一隻，去毛及內臟，一同放入鍋內，加入黃酒、紅糖各適量，蒸至爛熟，一～二天吃完，可治寒凝胃痛、腹痛。

6.柚子一個，去皮，並剝去內層白囊，切碎，放入有蓋的碗中，加適量蜂蜜，隔水蒸至爛熟，每天早晚各取一匙，沖入少許黃酒內服，可治咳嗽、氣喘、痰多，尤適於老年人咳喘病。

7.柚子、蘋果、蜂蜜加水榨汁飲用，能促進新陳代謝、消除疲勞、防曬、防雀斑。

8.柚子加蜂蜜榨汁，再加入用打蛋器打勻的蛋白，就成為泡沫果汁。味道清香怡人，具美容效果。

21. 香蕉

為芭蕉科草本植物甘蕉的果實。別名蕉果、蕉子、牙蕉、甘蕉，為熱帶水果，是世上最古老的水果之一。

香蕉中含有醣類、蛋白質、脂肪、維他命A、B、C、E、菸酸、胡蘿蔔素，以及鈣、磷、鐵、鉀、鎂等礦物質，還有少量的五－羥色胺、去甲腎上腺素和多巴胺。

甜蜜爽口，有潤腸通便、清熱解毒之效。可用來治療黃疸、頭痛、中毒性消化不良、痲疹、解酒毒、降血壓。每天食用，能改善高血壓、動脈硬化、冠心病等。

香蕉的根、汁、花等均可當成藥用。質潤性軟，適合老年人食用。其中含有豐富的鉀，能夠維持人體細胞功能，使體內酸鹼平衡，有助於改善心肌功能。香蕉中

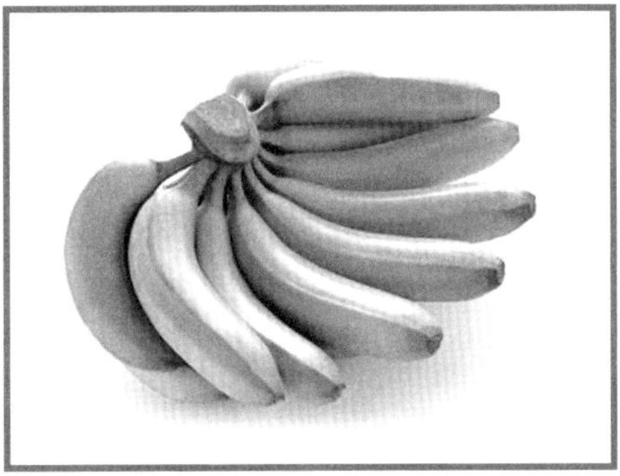

所含的血管緊張素轉化酶抑制物質能夠抑制血壓上升，腎功能良好的高血壓、心臟病患者要常吃香蕉。

香蕉味甘、性寒，潤腸通便，脾虛便稀者不宜多食，有腎功能不良者也不宜食用。香蕉中所含五－羥色胺，每天食八十毫克對胃腸功能並無障礙，但食入過多，會導致胃腸功能障礙。

此外，香蕉中的鎂離子含量較多，空腹時多食，容易造成體液中鈣鎂比值的改變，使鎂濃度增加，對心血管系統發揮抑制作用，引起痲木、肌肉痲醉、嗜睡無力等症狀。

根據研究報告顯示，糖尿病患者吃香蕉，可使尿糖相對的降低，並促使水鹽代謝恢復正常。這可能和香蕉中所含的高鉀低鈉有關。

香蕉一年四季都買得到，配合當季水果一起榨汁飲用，能夠品嚐到獨特的風味。根據德國方面的研究，香蕉能促進大腦分泌內啡肽化學物質，可用來治療抑鬱和情緒不安。

〔吃　法〕

1. 和牛奶、蛋一起作成果汁，是幼兒及病人的營養食。

2.香蕉一根，加入冰糖五克隔水燉服，能治燥熱咳嗽、痔瘡便秘、小兒疔毒與久咳不癒。

3.加入檸檬、鳳梨作成綜合果汁，能夠增加美味。

4.香蕉、橘子、蜂蜜加水榨成汁，含有豐富的維他命C。

5.香蕉、桃子、牛奶、蜂蜜加水榨成汁，含有豐富的鈣質與維他命，能發揮美容、保健效果。

6.香蕉和優酪乳加冰塊用打蛋器攪拌飲用，具美容、整腸、預防便秘之效。

7.和胡蘿蔔、梨子、蘋果、蜂蜜及適量的糖一起榨汁飲用，能消除疲勞與肩膀酸痛。

8.每天早晨空腹或臨睡前吃香蕉二～三根，可治腸燥便秘、便血、痔瘡出血。若便血或痔瘡出血，也可用香蕉二根，不去皮，炖熟，連皮食用。

9.香蕉二根，放於火爐上烘烤，烤至柔軟後，剝皮食用，每天二次，連食三～五天，可治兒童腹瀉、腹痛。

22. 栗　子

為殼斗科落葉喬木植物栗樹的種仁。別名板栗、毛栗子、栗果等。與桃、李、杏、棗並列我國古代五果。在歷代的荒年，被當作救命之寶，因為其醣類、蛋白質、脂肪的含量均高於大米和小麥，是可以依賴的糧食。生活中最常見的就是糖炒栗子。

雖然可以生食，但最好炒熟來吃，亦可蒸煮、燉或做菜吃。在砂炒栗子時加些茶油和飴糖，可幫助翻炒，使栗子不易黏砂。

成分包括蛋白質、脂肪、醣類、維他命A、B_1、B_2、C、胡蘿蔔素、菸酸，以及鈣、鐵、磷、鉀、鋅等礦物質。其中所含的維他命和不飽和脂肪酸能治高血壓、動脈硬化、冠心病、骨質疏鬆症等，是老人的滋補品。

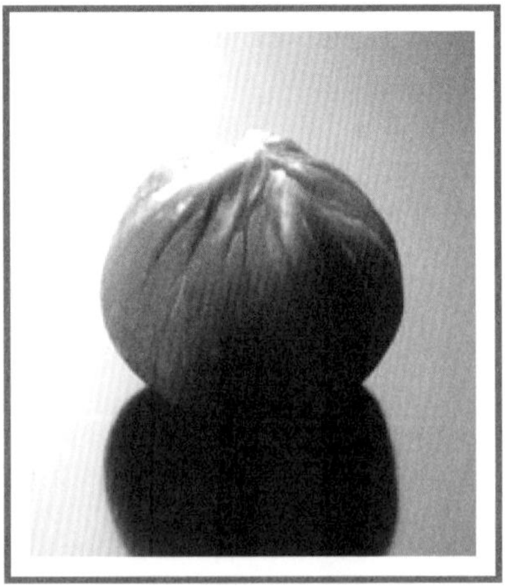

味甘性溫，有養胃、壯腰、補腎、強筋、活血、止血、健脾、消腫之效，可治

腎虛引起的腰腿痛、脾胃虛寒引起的慢性腹瀉、老人腳無力、跌打損傷、反胃等。

生栗不易消化，熟栗食用後易滯氣，因此，要細嚼慢嚥，不宜過食。變質的栗子有毒，不可食用。

可做成栗子糕、栗子粽、栗子羹等各種食品。也可用來製成紅燒栗子、蜜汁栗子、栗子雞、栗子鴨、栗子白菜、栗子甲魚等菜餚。栗子粉可當成點心或月餅的材料使用。另外，也可加工製成栗子罐頭。

〔吃　法〕

1. 栗子肉磨粉調成糊狀，加白糖餵幼兒，可治幼兒腹瀉。
2. 栗子煮紅糖，睡前服用，可健脾補腎，適合病後體虛、四肢無力者食用。
3. 栗子風乾生嚼，可治頻尿和老人腰腿無力。
4. 長期吃栗子，可治腎虛，強化體質，延年益壽。
5. 生栗子三百克煮至半熟，撈出，撥去外殼，對半切開。大白菜五百克洗淨，切成長條塊，鍋內放入花生油燒熱，下栗子略炸之後，撈出瀝油。鍋內留少許底油燒熱，下白菜略炸後，放入栗子，加清水、醬油、鹽、白糖用旺火燒沸，再改用小火燒透，勾芡起鍋。有補脾養胃，益腎強筋之效，可治痛風、腎病。

23. 桃　子

為薔薇科櫻桃屬植物桃樹的果實。別名桃實。民間傳統過生日或做壽時都會使用桃子，稱為壽桃，表示長壽吉祥。古人也將桃子列為五果之首。五果是指桃、李、杏、栗、棗。

全世界的桃子品種達三千多種，有的只能作為觀賞，不可食用。桃子美味可口，軟硬皆有。味甘酸、性溫，多食也不傷身體。除了桃肉可供食用外，桃仁、桃花等皆可作為藥用。

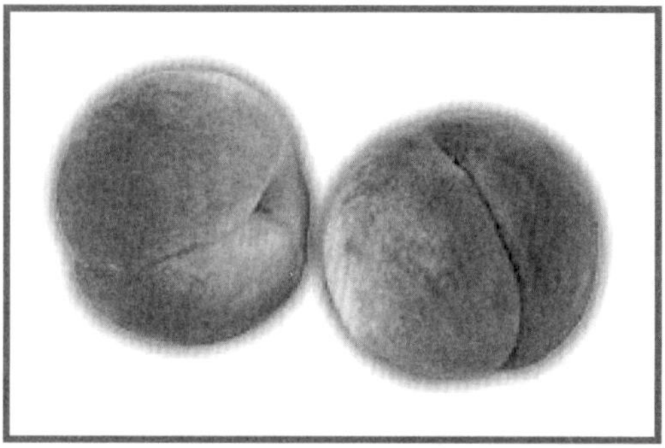

成分包括蛋白質、脂肪、醣類、粗纖維、灰分、鈣、磷、鐵、胡蘿蔔素、維他命B_1、B_2、C、菸酸。另外，也含蘋果酸、檸檬酸等有機酸。醣類則包括葡萄糖、木糖、果糖、蔗糖等。尤以鐵的含量較高，是缺鐵性貧血患者最佳的食療水果。

同時，桃子含鉀的量豐富，具利尿效果，適合水腫病人食用，作為服利尿藥時的輔助食物，有補鉀作用。桃子中所含的有機酸和膳食纖維，能夠促進消化液的分泌，增加胃腸蠕動，增進食慾，有利於消化。

中醫師認為桃子有生津、潤腸、活血、消積等作用，能治療暑熱、消化不良、停經。桃核子的桃仁，能夠活血行血，消散瘀血，祛痰潤腸，對呼吸系統有鎮靜作用，可止咳、平喘。

桃仁中含有苦杏仁苷，可以分解產生氫氰酸，具止咳作用，但大量食用有中毒之虞，要慎食。同時，桃仁能活血通經，孕婦或有出血傾向的病人不宜食用。

除了生食外，也可以加工製成罐頭、蜜餞、果醬、水果酒等。過熟的桃子非常軟，不適合加工，只能生吃。受傷害的桃子其果肉很快就會腐爛變色，不宜食用。桃子雖然好吃，但過食易上火，易生瘡癤的人不宜多吃。

〔吃　法〕

1. 桃子去皮、去核，加入果糖、冷開水榨汁飲用，芳香美味，具美容、保健效果。

2.加入胡蘿蔔、蘋果、蜂蜜或糖一起榨汁飲用，具特殊風味。
3.也可以和檸檬、蘋果、糖混合榨汁飲用。
4.在果汁內加入些許的白蘭地或威士忌，香氣四溢。
5.桃子、乳酸菌飲料、蜂蜜榨汁，具有整腸、美容之效。
6.桃子、蛋、蜂蜜、牛奶榨汁是一種健康飲料。
7.桃子三個，削皮，加冰糖三十克，隔水炖爛後去核食用，每天一次，可治虛勞喘咳。
8.桃子二個，去皮、去核壓汁，與適量淘米水混合，擦洗臉部，可去皺紋、潤皮膚。

24.荔　枝

為無患子科植物荔枝的果實。別名荔支、麗枝、丹荔、勒荔等，古稱離枝。滋味獨特，香甜適口。含有葡萄糖、蔗糖、蛋白質、脂肪、葉酸、果膠、維他命A、C，以及檸檬酸、蘋果酸、精氨酸、色氨酸等營養素。

味甘酸、性溫，新鮮的荔枝色、香、味俱全，冷藏後食用更是香甜。古人推崇它為水果中的極品，有仙果之稱，是世人常用的滋補果品。

產婦血衰、老人虛弱、脾胃衰弱、運動者或體力過勞者可當成補品使用。但食用過量易發熱煩渴、牙齦腫脹、流鼻血，也就是罹患所謂的「荔枝病」（主要是低血糖所引起），故不宜多食。其症狀為早晨忽然口渴、出汗、飢餓、頭暈、腹瀉。嚴重者甚至昏迷或循環器官衰竭，這是因為體內糖代謝異常所致。解救方法可用荔枝殼煎水飲用，或大量靜脈注射葡萄糖溶液。

除了生食外，可作成荔枝乾、荔枝汁、罐頭、果醬、荔枝茶、荔枝酒等。

現代醫學研究報告顯示，荔枝中所含的α－次甲基丙環基甘氨酸能夠降血糖，但是，多食易得「荔枝病」，宜適度攝取。

〔吃　法〕

1. 荔枝乾果與紅棗數個一起煎服，可治貧血。

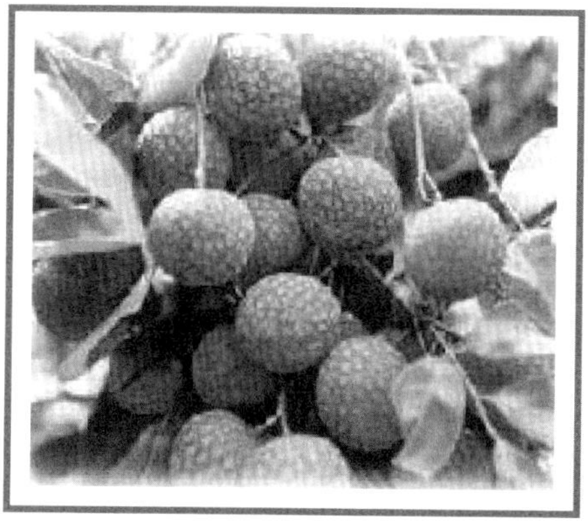

2.荔枝核十克用水煎服，能散滯祛寒，行血中之氣，治疝氣、胃痛等症。

3.荔枝殼二十克煎服，可治婦女血崩。

4.荔枝乾二十克，粳米適量，同煮為粥，每天當早餐用，可治病後、產後、年老等所致氣血不足、貧血等症。

5.鮮荔枝一千克去殼，用低度白酒一千cc，浸泡一週以上，每次十cc，每天二次，可治陽痿早泄、腰腿酸軟。

6.荔枝乾五個，淮山藥十五克，蓮子十克，大棗十個，水煎或煮粥食用，可治脾虛瀉泄、老人五更瀉等。

7.荔枝乾二十個，鮮生山藥一百克去皮切片，五味子三克，桂圓肉十克，米五克，同煮成粥，加入適量白糖，每天早或晚服食一次，可治神經衰弱、健忘失眠等症。

8.荔枝核二十顆打碎後加水煎服，能治睪丸腫痛。

25. 草　莓

為薔薇科植物草莓的聚合果。是世上主要的漿果類水果。屬低矮草莖植物，在生長過程中易受污染，所以食用前要仔細清洗，以鹽水浸泡數分鐘，最後用涼開水浸泡一～二分鐘。有「活維他命丸」之稱。

草莓成分包括果糖、葡萄糖、蔗糖、蘋果酸、檸檬酸、氨基酸、蛋白質、胡蘿蔔素、多種維他命、鈣、鉀、磷等。尤其維他命C的含量極高，果糖、礦物質、有機酸的含量比例適當，特別能夠補充老人、兒童、體弱多病者營養。

性涼，味甘酸，具潤肺生津、清熱健脾、補血益氣、涼血解毒、和胃解酒的功效。可治肺熱咳嗽、食慾不振、小便短紅、咽喉腫痛、貧血、瘡癤等。

草莓不僅香甜爽口，而且熱量極低，可幫助女性保持苗條的身材。對腸胃病和貧血具有滋補作用，可防壞血病、動脈硬化、冠心病、腦溢血等。但屬寒涼之物，不宜多吃。

富含果膠與維他命，能改善便秘、痔瘡、高膽固醇、高血壓等症狀。根據美國方面的研究顯示，草莓中的鞣花酸（Ellagic acid）能防止致癌物將健康的細胞轉化為癌細胞，具防癌作用。

除了生食之外，可加工製成冰品、糕點、麵

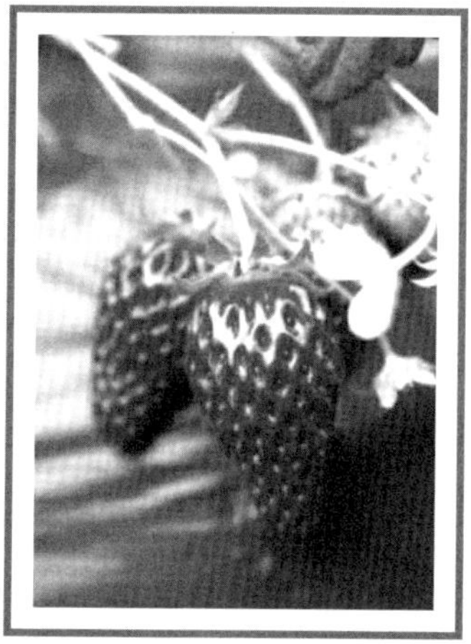

包、果汁、果酒、果醬、罐頭。歐洲人視草莓為「水果皇后」，對其讚美有加。其酸味能增進食慾，是夏天的良伴。

〔吃　法〕

1.草莓去蒂，和高麗菜、蘋果一起榨汁飲用。富含維他命C與P，能夠強化血管，預防動脈硬化和高血壓。

2.草莓、牛奶、蜂蜜一起榨汁飲用，老少咸宜。

3.草莓、蘋果、蘆筍、檸檬、芹菜榨汁飲用。富含維他命B_1和C，能改善皮膚粗糙、過敏等皮膚症狀。

4.草莓、蘋果、檸檬、芹菜、青紫蘇葉榨汁飲用。富含維他命和礦物質，具解毒、強肝作用，能改善貧血、消除疲勞，體質過敏者尤其適合。

5.草莓、檸檬、糖加水榨汁後，再倒入蘇打水，即成為草莓蘇打果汁。最適合盛夏飲用。富含維他命C和檸檬酸，能消除疲勞，恢復體力。

6.草莓、乳酸菌飲料、冷開水一起榨汁飲用。味道爽口，能補充營養，也具美容效果。

7.草莓、糖或蜂蜜加水和些許的酒一起榨汁飲用。可消除疲勞、幫助睡眠。

8.草莓、砂糖或蜂蜜加優酪乳一起榨汁飲用。具整腸作用，能改善皮膚粗糙與便秘。是兒童的好點心。

26. 桑椹

為桑科植物桑樹的果實。別名桑果、桑棗、桑實、桑椹子。古人稱其為文武實。根據『本草綱目』的說法，「桑椹久服不飢，能安魂鎮魄，令人聰明，黑髮明目。」處方名為桑椹、桑椹子或黑桑椹。

性微涼，味甘。成分包括葡萄糖、果糖、蔗糖、蘋果酸、鞣酸、酒石酸、琥珀酸以及維他命A、B_1、B_2、C、芸香苷、花青素苷等。

含有豐富的鐵和維他命C，是補血聖品。產後出血的婦女或體質虛弱者宜食桑椹。能改善神經衰弱和失眠，同

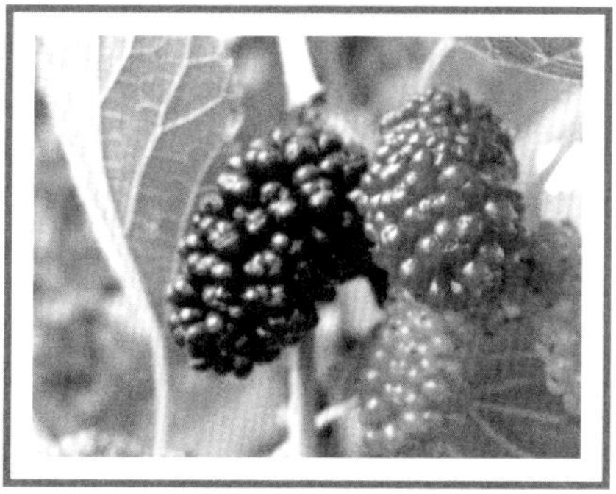

時能加速胃液的分泌，促進胃腸蠕動，可治消化不良、厭食、飯後腹脹和腸鳴。

桑椹具有補肝益腎、養血滋陰、利尿消腫等功效，很多中醫師會利用桑椹來治療貧血、神經衰弱、失眠、習慣性便秘、心臟病、風濕性關節炎、津液缺乏、支氣管炎、水腫、耳鳴、鬚髮早白。中藥製劑桑椹膏、桑椹汁或桑椹蜜等，既是食品也是保健聖品，中老年人使用，能改善腰酸膝軟。

根據中藥書的記載，兒童大量食用，易引起中毒。症狀為嘔吐、腹痛、煩躁、神智恍惚。嚴重者甚至昏迷、血壓下降而致死。脾胃虛寒、腹瀉者勿用。

另外，根據研究報告顯示，桑椹中含有胰蛋白酶抑制物，會降低胰蛋白酶的活性，影響蛋白質的消化吸收，造成消化道異常，出現噁心、嘔吐、腹瀉、腹痛等症狀。桑椹中也含大量的鞣酸，會阻礙鐵和鈣的吸收，尤其未成熟的桑椹更是不可食用。

除了生食外，可加工製成水果酒、果醬、汽水、蜜餞、餅乾等。桑椹酒色澤豔麗，味道媲美葡萄酒。桑椹汽水酸甜可口，別具風味。桑椹的種子可用來榨油。

加工桑椹時，不宜使用鐵鍋，因其含較多的鞣酸，易與鐵產生反應。可以砂鍋取代。

〔吃　法〕

1.桑椹酒能活血，治筋骨酸痛。

2.桑椹與何首烏各三十克，加水煎服，每日一劑，時時溫飲。可治腎虛髮白、頭昏眼花、陽痿、遺精、不孕等。

3.常服桑椹蜜，可治腰酸膝軟、便秘、病後體弱、頭暈。

4.生食桑椹，可使頭髮秀麗、稠密，改善習慣性便秘。

5.加水煎飲，可治心腎衰弱和習慣性便秘。

6.釀酒服用，能利水氣、消腫。

7.加冰糖用水煎服，能治便秘、失眠、頭昏眼花、健忘。

8.食用桑椹膏，能改善便秘、健忘、失眠、四肢麻痺、中風後遺症、糖尿病等。

9.乾桑椹、枸杞子、紅棗去核各二五〇克，加水熬煮，再加白糖五百克，攪拌溶化成膏，每次十～十五克，溫水沖服，每天二次，連續服完。可治肝腎陰虧所致的眩暈耳鳴、腰膝酸軟，鬚髮早白等症。

10.鮮桑椹搗汁，加兩倍白酒，調勻後飲用，每次一盅，每天兩次，長期飲用。

可治老年體弱、耳鳴目暗等症。

27. 梨

梨為薔薇科植物梨樹的果實。古稱玉露、快果、山離、蜜父等。對於肺陰不足引起的乾咳、少痰或無痰、咽乾口燥與聲音嘶啞等症狀有效。根據現代藥理研究，證明梨也具有降血壓作用，對於高血壓、心臟病患者，尤其頭暈目眩、心悸、耳鳴大有幫助。

梨子香氣宜人，甜脆適口，有「百果之宗」之稱，具潤肺止咳之效。因其鮮嫩多汁，所以又被稱為「天然礦泉水」。對於肺、支氣管和上呼吸道有良好的滋潤效果，也能夠幫助消化，增進食慾，緩解燥熱。

味道甘甜而微酸，但是性寒，虛寒體質或寒咳者不宜生食。可以加入湯中或與藥材清燉，也可以隔水蒸過食用。

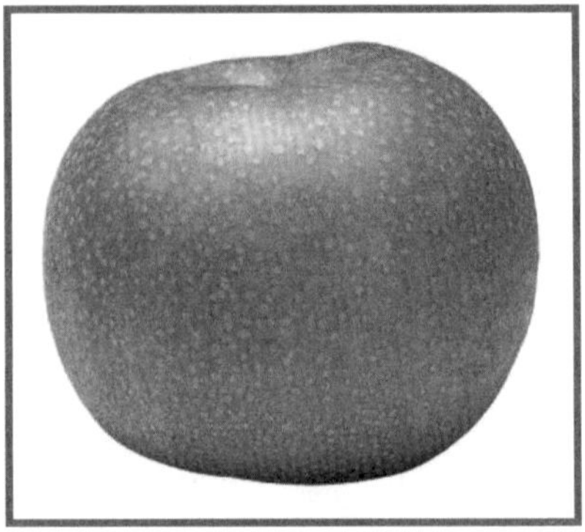

梨子富含水分、維他命A與微量元素碘，能確保身體細胞組織的健康狀態，促

進器官排毒並軟化血管，幫助血液將更多的鈣質送到骨骼，是能夠讓人精力充沛、生氣蓬勃的水果。其中所含的糖及各種維他命能夠護肝、促進胃酸分泌而助消化、增食慾的作用，可做為治療肝炎、肝硬化患者的輔助食品。

根據『本草綱目』的說法，「梨能潤肺涼心，消痰降水，解瘡毒酒毒」，但是食用過量會傷脾胃，腹痛者不宜食用。

〔吃　法〕

1. 空腹食用，能治小便黃赤、大便乾結。
2. 梨去芯，填滿黑豆，用水煨熟搗碎作成餅，能治氣喘，但是產婦、胃寒、脾虛泄瀉者不宜。
3. 薄切用冷開水浸半天搗汁飲用，能治熱病口渴。
4. 加入冰糖燉煮飲用，能潤喉、消痰、潤肺。
5. 去核，內裝川貝母用冰糖燉煮飲用，能治久咳。
6. 梨切塊，百合洗淨，加入冰糖用水煮，取湯飲用，能潤心肺、安神止咳，對於失眠症也有效。

7.洗淨的梨一個和半個羅漢果用水煎服，具潤喉清熱之效，對於急慢性咽乾、咽痛或咽炎有效。

8.沙梨葉富含熊果酚苷和鞣酸，可治小兒疝氣，外敷可治各種瘡傷。

9.大梨一個，削皮挖去果心，放入杏仁十克，搗碎的冰糖或白砂糖三十克，蒸熟食用，可治慢性支氣管炎乾咳、口乾咽痛等症。

28. 梅　子

為薔薇科木本植物梅的果實。別名青梅、梅實。果實未成熟時的青色狀態稱為青梅。青梅用草煙燻製變黑稱為烏梅。成熟的果實變黃稱為黃梅。剛成熟的青梅用糖醃、煮或鹽漬再曬乾，可以製成話梅或陳皮梅等。

用梅子作成的飲料中，以酸梅湯最著名。若用甜菊作為甜味劑取代白糖，就適合糖尿病、高血壓、肥胖症等慢性病患飲用。

成分包括蘋果酸、檸檬酸、琥珀酸、醣類、維他命C、鈣、磷、鐵、鉀、齊墩果酸、谷甾醇和蠟樣物質。成熟期的梅子鉀含量較多，一般含鉀較多的食物含鈉也多，而梅子含鈉量較少，經常服用利尿劑的人，吃點梅子能補充鉀。

味酸，性平，無毒。有生津解渴、驅蟲之效，能治久咳、虛熱煩渴、久瀉、尿血、便血、血崩、痢疾、蛔蟲引起的腹痛、嘔吐、牛皮癬、鉤蟲病等。在臨床上，經常用來治療寄生蟲病、胃腸炎、膽囊炎、咽喉炎、暑熱煩渴、痢疾、潰瘍等。

烏梅的藥用價值最高。酸性較強，能抑制肺炎球菌、葡萄球菌、大腸桿菌、傷寒桿菌等細菌，也具抗過敏作用。有蛔蟲的孩子，可經常適量食用梅子。

梅果可加工製成各種食品，例如果醬、果汁、果酒、果醋等。陳皮梅是廣式蜜餞，配合杏乾、陳皮、甘草、生薑、橘皮、糖等原料製成，具獨特風味。

〔吃　法〕

1. 新鮮的青梅蘸白糖吃，酸甜可口，小孩、孕婦都愛。

2. 話梅甜中帶甘，有清涼感，是居家或旅行的方便食品，可幫助消化。

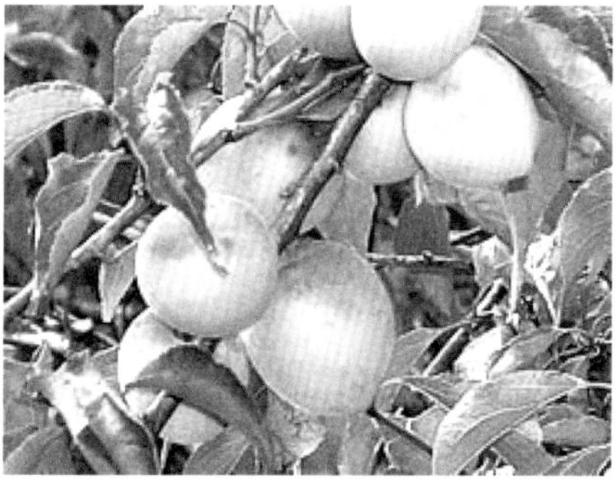

3.烏梅是夏天飲料酸梅湯的原料。夏天飲用酸梅湯，可防治疾病，增進健康。清朝宮廷御膳房中酸梅湯製法：將烏梅泡發，加入冰糖、桂花、蜂蜜和水一起熬煎，冰鎮後即成。

4.適量食用梅子，能改善慢性腎炎、咽喉炎、咳嗽、腸胃炎、食慾不振。

5.陳皮梅具消暑、健胃、止嘔、去濕之效，是受人喜愛的休閒食品。相似的食品還有八珍梅、七珍梅等。

6.將熟未熟的青梅浸酒，酒浸沒梅子，高出一～二寸，密封一個月後可用，越陳越好。每天飲青梅酒適量，並吃酒浸青梅。可治腹痛嘔吐，夏季害痧。

7.新鮮梅適量洗淨，去核搗爛，過濾取汁，用文火煎成膏狀，每次十cc，早晚飯前各一次。可治慢性腹瀉、急性胃腸炎。

29.甜瓜

為葫蘆科藤本植物甜瓜的果實。別名香瓜、果瓜、白蘭瓜、黃金瓜、哈蜜瓜、甘瓜、伊麗莎白瓜等。成熟的甜瓜既香又甜，美味可口。

成分包括醣類、蛋白質、脂肪、鈣、鐵、磷，還有維他命B、C、β－胡蘿蔔素、檸檬酸等。

中醫師認為，甜瓜味甘，性寒，有清暑熱、解煩悶、利尿之效，可用來止渴、益氣、治風濕痲痺、四肢疼痛等。因為性寒，所以不宜過食。腸胃功能不佳、體質虛弱者不宜食用。瓜蒂有毒，勿食。

現代研究發現，甜瓜中含有可以把不溶性的蛋白質轉變為可溶性蛋白質的轉化酶，對於腎臟病人的營養有極重要意義，並且對某些真菌有抑制作用。

除了生食外，可加工製成果汁、點心、罐頭。是水果拼盤或沙拉的好材料，製成冰淇淋也很好吃。

〔吃 法〕

1.甜瓜去皮和籽，切塊，和檸檬汁、蜂蜜或糖加水榨汁飲用。味道香醇，能消除疲勞。

2.甜瓜、蘋果、檸檬汁、蜂蜜榨汁飲用，香氣怡

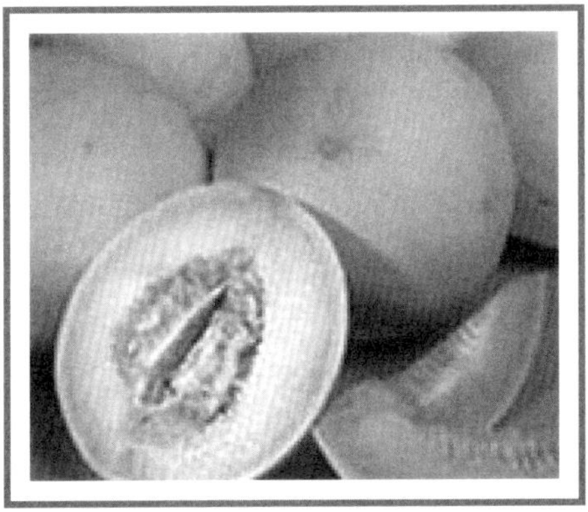

人，暑氣全消，且有保健、美容的作用。

3.甜瓜和牛奶混合榨汁飲用，是兒童的最愛。

4.甜瓜肉二百克，糯米六十克，葡萄乾六克，櫻桃十個，山楂片十片，白糖少許，煮粥食用，可治暑熱煩渴、小便不利。

30.無花果

為桑科植物無花果的隱頭果。別名映日果、品仙果、文仙果、奶漿果、天生子等。性味甘平，葉、果、根皆可當成藥用。中國新疆的阿圖什、喀什產量較高，有「無花果之鄉」的美稱。

除了生食外，可加工製成水果乾、蜜餞、罐頭、果醬，也可以當成蔬菜材料或加入涼拌菜中食用。含糖量較高，糖尿病患者不宜食用。

無花果含有各種營養成分。所含的糖多為果糖和葡萄糖，容易被人體吸收。果酸成分包括檸檬酸、琥珀酸、延胡索酸、咯烷烴酸、草酸、奎寧酸、丙二酸等。除了蛋白質、脂肪、氨基酸外，也含有維他命B_1、B_2、C、胡蘿蔔素等各種維他命，以及鐵、磷、鉀、鈣、鈉等礦物質，還有澱粉糖化酶、酯酶、蛋白酶、脂肪酶等各種酵素。能夠促進胃腸對食物的消化，增進細胞的新陳代謝。

根據醫學研究資料發現，種植無花果的地區，很少出現癌症病人。科學家也證實無花果中含有抗腫瘤成分。例如，維他命A能抑制致癌物質亞硝酸胺的形成。維他命D能分解人體已經形成的亞硝酸胺，維他命C能夠抑制癌細胞的發展。β—葡聚糖可以幫助消滅已經形成的癌細胞。各種成分攜手合作，發揮抗癌效果。

日本醫師也發現，無花果中的某種物質既能抗癌，又能治療淋巴肉瘤、乳腺癌和骨髓性白血病等。

無花果也有降血壓和血脂的作用，能改善高血壓、冠心病、動脈硬化等老年常見病。此外，其輕瀉作用有助於改善便秘。

適用症狀還包括咳嗽、聲音嘶啞、咽喉刺痛、胸肋痛、疝痛等。具健胃清腸、消腫止痛之效。

除了生食外，還可加工製成水果乾、蜜餞、罐頭、果醬。加入豬肉、菇類一起炒，即成為一道美味佳餚。

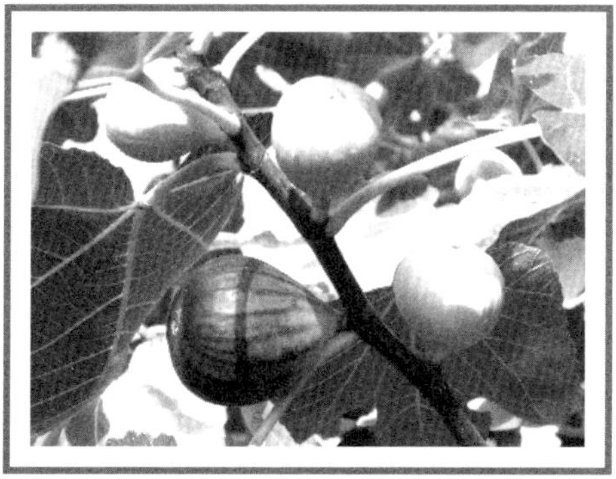

也可以作成涼拌菜食用。

〔吃　法〕

1.常吃無花果，能防治傷風感冒，增強身體的抵抗力。
2.無花果搗汁半杯用水沖服，可治哮喘。
3.加入冰糖用水煎服，可治肺熱、聲音嘶啞。
4.用水煎煮，加入少量紅糖服用，可治痢疾。
5.無花果烘乾研末服用，可治潰瘍病、兒童腹瀉不止。
6.與豬腸一起加水燉服，可治痔瘡。
7.無花果一千五百克，去皮後將果肉搗爛，在火上煎熱，加入五百克白糖攪勻溶化，冷卻後服用，可抗衰老及腫瘤的輔助治療。

31.番　茄

番茄又名西紅柿、番柿等，含有維他命A、B、C、M、K、H、P等多種維他命，以及鉀、磷、鈉等礦物質，還有檸檬酸、蘋果酸、果膠等，具有滋養保健之效。能夠促進蛋白質和脂肪的代謝作用，活化血管機能，改善高血壓，促進消化，消除疲勞，恢復體力。

味酸甜，性微寒，營養價值極高，尤其維他命P的含量居蔬菜之冠，每天吃番茄，能夠清熱解毒，改善高血壓、慢性肝炎、口乾舌燥、胃潰瘍、消化不良、牙齦出血、口瘡、胃熱口苦等症狀。

番茄炒煮、生食或榨汁飲用皆宜。熟透的番茄營養更高，含豐富的茄紅素，是近年來備受矚目的抗癌食品之一。茄紅素能夠分解脂肪，飯後吃一顆番茄，能夠促進胃腸消化。利用橄欖油烹煮番茄，更能促進體內吸收茄紅素，預防各種癌症。

番茄含有大量膠質、肺膠酚和可溶性收斂劑等，人在空腹時胃酸的分泌較多，上述物質與胃酸起化學反應後，容易生成難以溶解的硬塊，充塞在胃腔，使胃內壓力升高，而引起胃擴張、胃脹痛等。因此，一般人在空

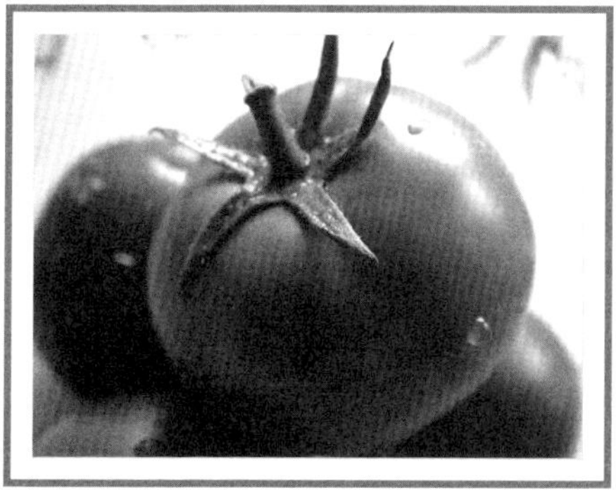

腹時最好不要生吃。

〔吃　法〕

1.番茄和檸檬一起榨汁飲用，是維他命C的補給源。

2.番茄和蘋果加入少量的蜂蜜榨汁飲用，具有整腸美容之效。加入乳酸菌飲料飲用，能夠改善便秘。

3.番茄、芹菜、檸檬榨汁飲用，富含維他命與礦物質，能促進身體代謝，消除疲勞。

4.和胡蘿蔔、蘋果、蜂蜜一起榨汁飲用，口感極佳。

5.也可以將番茄汁加熱，放入芹菜作成番茄湯，喝起來十分爽口。

6.和萵苣、小黃瓜、苜蓿芽等各種蔬果混合，作成生菜沙拉，是夏天餐桌上的佳餚。

32. 菠蘿（鳳梨）

為鳳梨科鳳梨屬鳳梨種的熱帶水果，又名鳳梨、菠蘿蜜、牛肚子果等。性味甘平，微酸。能清熱解渴、消食止瀉、消腫祛濕、益氣血、固元氣，對於消化不良、低血壓、水腫、小便不利、糖尿病、泄瀉等有效。

『本草綱目』中記載：「菠蘿能補脾胃，固元氣，制伏亢陽，扶持衰土，壯精神，益氣，寬痞，消痰，解酒毒，止酒後發渴，利頭目，開心益志。」中藥書上也記載：「菠蘿能治疝氣、小便不利和糖尿病。」

果肉柔軟、酸甜，能夠增進食慾。成分包括蛋白質、醣類、維他命B_1、B_2、C、胡蘿蔔素、菸酸，以及鈣、磷、鐵等礦物質和菠蘿酶。

含豐富的纖維，能夠促進腸道蠕動。酌量食用，非但不會腹瀉，反而能夠止瀉。吃菠蘿後感覺喉嚨不適，就是過敏，要立即停止食用，並喝杯淡鹽水稀釋

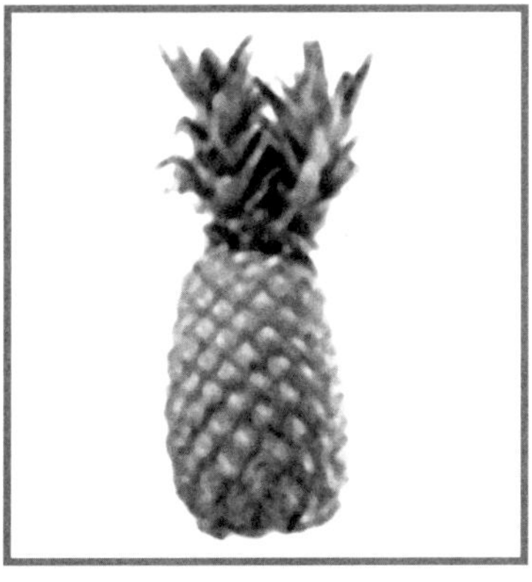

致敏成分。

適用症狀包括中暑發熱、腸炎腹瀉、消化不良、腎炎、高血壓和支氣管炎。

菠蘿中的糖、鹽和酸有利尿作用，能治腎炎、高血壓，對支氣管炎也有一定的效果。另外，菠蘿內含有豐富的菠蘿朊酸，可分解胃中蛋白，幫助消化。

國外的醫學研究發現，菠蘿中所含的一種生物苷和菠蘿蛋白酶能使血栓消退，儘早抑制血栓的形成，並能加速溶解組織中的纖維蛋白和蛋白凝塊功能，從而改善局部血液淋巴循環，達到消炎、消腫的作用。

血栓是造成心肌梗塞、腦血栓的原因，所以，心臟病患者可利用菠蘿來改善症狀，對於血栓造成的冠動脈和腦動脈血管栓塞引發的心臟病有緩解作用。

菠蘿蛋白酶還具有利尿、消炎、加速組織修復與痊癒的功能。利用菠蘿蛋白酶作成的製劑，具消炎、鎮咳、解熱、祛痰等作用，可治療急性和慢性氣管炎、肺氣腫、哮喘、呼吸道炎、感冒發燒、咽喉炎、鼻竇炎、百日咳等。

除了生食外，可加工製成蜜餞、水果乾、果醬、罐頭和飲料。也可以當成蔬菜材料使用或作成藥酒。

成熟的鳳梨香甜美味，對於雀斑、日曬有效。能夠促進身體的新陳代謝旺盛，消除疲勞。有的人因體質因素對菠蘿會過敏，不宜食用。

【吃　法】

1.鳳梨果肉加蜂蜜榨汁飲用，味道香醇，可治脾胃虛弱、頭昏眼花等症。

2.鳳梨果肉加檸檬汁、蜂蜜或糖榨汁後，加入冷凍的蘇打水飲用。富含維他命C，能消除暑熱疲勞，同時也是美容聖品。

3.鳳梨果肉加葡萄柚、蜂蜜或糖榨汁飲用，有濃厚的酸味，是愛喝酸果汁者的最愛。

4.鳳梨、蘋果、檸檬、高麗菜榨汁飲用，能改善胃腸虛弱、低血壓、便秘。

33. 椰　子

為棕櫚科木本植物椰子的果實。別名越王頭、椰栗、胥椰等。是一種非常美麗的樹，婆娑起舞，編織了一幅美麗的熱帶風光。

含豐富的水分和油。成熟的椰子中，椰汁的含量豐富，微甜，是營養十足的飲料。剛剖開的椰子，汁液純淨、無污染，可當輸液用。

成分包括醣類、脂肪、蛋白質、維他命B群、C，還有鉀、鎂等，並含有α－生育酚、γ－生育酚。其油中含有遊離脂肪酸、羊脂酸、棕櫚酸、羊油酸、脂蠟酸、月桂酸、油酸。

椰汁中的鉀含量高，看似對生物不利，但相對的，鎂含量也高，可增加生物對高鉀的耐受性。椰子中鉀和鎂的組成和細胞內液相似，可治胃腸炎、脫水、虛脫等，有輕度心臟功能不全或低血鉀病人食之有保健效果。

椰肉有補益脾胃的作用，椰酒有清暑解渴、強心利尿的作用，椰肉和椰漿都具有驅殺薑片蟲和絛蟲的功效。

除了吃椰肉、喝椰汁外，可用來製造點心、糖果、冰品、罐頭、果醬、果酒、蜜餞、果凍等。用椰子油製作糕點、麵包，味道類似奶油。利用椰子油可製造「人工牛油」。

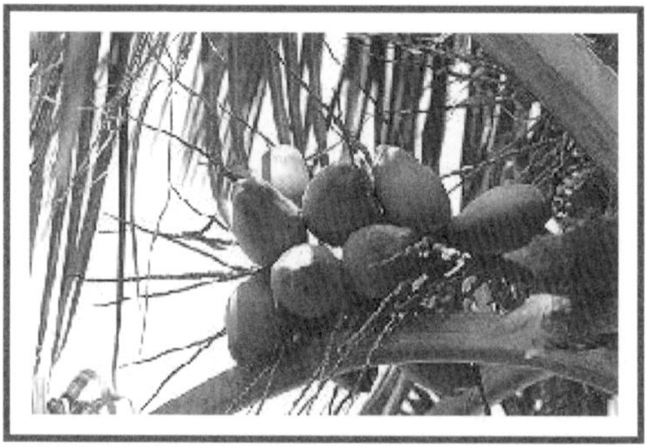

味甘，性平，無毒。具益氣、生津、利尿、殺蟲、祛風之效，可用於體弱者的

滋補、消除暑熱煩渴、水腫、吐瀉、寄生蟲病、瘡疾、皮膚炎等。

但椰肉中含大量飽和脂肪酸，腸胃功能不佳者不可過食。椰子漿取出後，應隨時飲盡，不可久置，否則容易變質。

〔吃　法〕

1.常喝椰汁能利尿、治吐瀉、驅蟲、強心、水腫、充血性心力衰竭。
2.用椰子醬等抹吐司或饅頭食用，色香味俱全，口感滑潤細膩。
3.易開罐天然椰汁方便飲用，是夏天的消暑聖品。
4.椰肉適量，切成塊榨汁，與枸杞子、黑棗、母雞切塊共炖食用，有健脾胃、補氣血之效。

34.楊　桃

為酢醬草科植物楊桃的果實。別名羊桃、五斂子、五稜子。根、枝、葉、花、果均可供作藥用。根據『本草綱目』的記載，「果主風熱，生津解渴」，用來治療

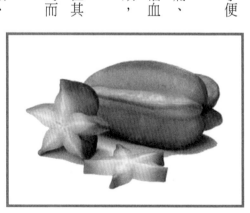

風熱咳嗽、口渴煩躁、咽喉痛、口腔炎、壞血病、小便不利、結石、肝病、牙痛、蟲蛇咬傷、食毒和酒毒。

楊桃根有止血、止痛之效，能治頭風痛、關節痛、流鼻血、遺精等。其枝有散熱解毒、利尿之效，能治血熱搔癢、發熱頭痛、疥癬、水痘等。花則有清熱之效，可治往來寒熱、水土不服與瘧疾。

楊桃是人們愛吃的水果，有一定的醫療價值。但其性寒，多食易傷脾胃，導致腸胃失調。基於食療目的而使用時，最好不要冰涼食用。

楊桃中含蔗糖、葡萄糖、果糖、檸檬酸、蘋果酸、草酸，還有維他命B_1、B_2、C和微量脂肪與蛋白質等多種營養成分，對於人體能發揮幫助消化、滋養、保健之效。

〔吃 法〕

1. 除了生食外，也可利用鹽漬、糖漬、糖煮等方式使用。

2.作成果醬、蜜餞、罐頭、果汁食用。市面上有賣黑面蔡楊桃汁、金桃湯等令人懷念的飲品，都是遵循古老傳統製成的楊桃汁。

3.鮮楊桃洗淨生食，或搗爛取汁飲用，每次一～二個，每天二～三次，連食三～五天，可治口瘡、牙痛、咽喉腫痛、風熱咳嗽等症。

35. 酪　梨

有特殊的乳酪香味，享有「森林奶油」的美譽。富含單元不飽和脂肪酸，是補腦聖品。營養價值高，可提供每天所需的蛋白質、脂肪、維他命A、B、C、E、菸酸、葉酸、鐵、鎂、膳食纖維。不具甜味，適合糖尿病患者食用。

在金氏記錄中，酪梨被推舉為最營養的水果。所含的單元不飽和脂肪酸可降低血中膽固醇，預防心血管疾病。多量的膳食纖維有助於預防大腸癌。含有豐富的維他命，可預防動脈硬化、抗老化。果實治消渴、降血壓。樹皮和葉可治胃病、月經失調、胸悶。種子可治痢疾。

酪梨的豐胸效果為人們所津津樂道。含量豐富的不飽和脂肪酸可增加胸部組織彈性。成分中的維他命A可促進女性激素分泌；維他命C能防止胸部變形；維他命E有助於胸部發育。營養學家視其為眾果之寶藏，也是濃縮的營養水果。

酪梨中的鐵含量極高，可改善貧血。加工抽取的油是高級的烹飪油，可作為化妝保養品的原料，也能防曬。吃酪梨可控制體重，預防腦中風。可作主食，亦可當蔬果，能補充素食者的營養。

除了生食外，可當成沙拉或果醬的原料。也可以使用在料理上，例如，酪梨玉翅羹、酪梨蝦仁及拼盤等，都是美味可口的料理。

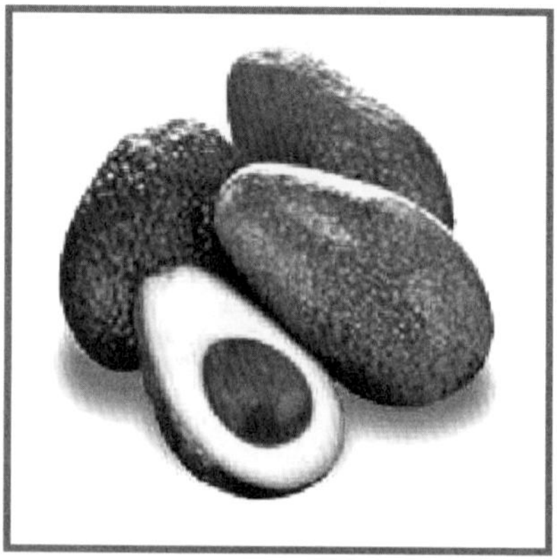

〔吃 法〕

1.生食時，可淋蜂蜜或果糖，用湯匙挖取食用。

2.酪梨牛奶被視為美容聖品，能抗老化。但需要控制體重或限制脂肪的人不宜多食，建議用低脂牛奶來製作酪梨牛奶。

3.可加入布丁、雞蛋、養樂多調味。

36. 葡萄

為葡萄科木本攀藤植物葡萄的果實。別名山葫蘆、蒲桃、草龍珠。性平，味甘酸，無毒。含有很多糖分，主要是易被人體吸收的葡萄糖。

葡萄最適合懶人吃，因為不剝皮、不吐籽是最健康的吃法。其皮和種子中的營養勝於果肉。紅葡萄酒的保健效果之所以優於白葡萄酒，是因為紅葡萄酒連皮一起釀造。

法國波爾多大學的研究人員發現，葡萄籽中含豐富的增強免疫與抗老化物質，而且容易被人體吸收。

成分中含果糖類、蛋白質、維他命A、B_1、B_2、C、菸酸、鈉、鉀、鐵、磷、鈣。作用為滋補強壯、增強體質、充實正氣、延年益壽、補氣養血，能夠治療貧血、頭暈、心悸、乏力等，同時能利尿、去浮腫。

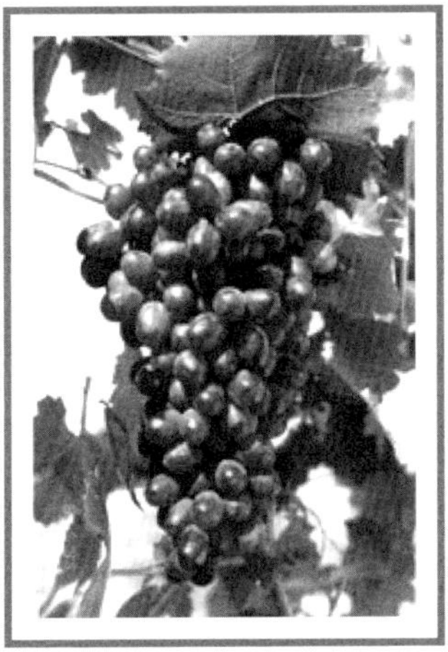

葡萄所釀造的葡萄酒，氣味芳香，能滋陰補脾、舒經活血、健胃祛風、益氣安神。其根、藤、葉亦可作為藥用，用水煎服，可治腰腿痛。

主要成分是葡萄糖，有利於腸的吸收與提升精力。運動後喝杯葡萄生果汁，能夠迅速恢復元氣。果膠和鞣酸成分有解毒作用，能治腹瀉與腹痛。

除了前述症狀外，對於慢性胃炎、嘔吐、食慾不振、痢疾、黃疸型肝炎、膽石症、膽囊炎、血尿，還有白細胞、粒細胞、血小板減少及關節痛、嬰兒腹瀉、聲音嘶啞都有效。

常見的加州葡萄，含有人體不可或缺的維他命A、C、礦物質鐵、鈣等，還有抗氧化劑、蛋白質、脂肪與膳食纖維。每天食用，能夠維持健康，永保青春。專家建議，連皮一起吃，營養才會百分之百。

美國科學雜誌報導，飲用葡萄酒，能改善老人的身體虛弱、失眠、精神倦怠。通常，胃病患者不宜飲酒，但是葡萄酒例外。每天少量飲用，能改善慢性胃炎，也可用於虛脫時的急救。

紅葡萄酒中的紅色素，是一種類黃酮色素，結構為三元環化合物，有預防心血管疾病的效果。

葡萄中的有機酸類和果膠，能抑制腸道細菌的繁殖，對腸道有收斂作用。多量的果酸能幫助消化。葡萄乾中含有豐富的糖分和鐵質，能改善兒童、婦女的體弱貧血。葡萄中的有機酸、葡萄糖、氨基酸、維他命的含量豐富，對大腦有補強和興奮作用，能改善神經衰弱和過度疲勞。

除了生食外，可加工製成葡萄乾、果凍、水果酒。當然，也可以混合其他蔬果打成果汁飲用。葡萄容易上火，便秘者不宜過食。

根據『本草綱目』的說法，葡萄能利尿、清血、健胃、強筋骨、除風濕，可治浮腫煩渴、風濕、病後體虛等。常吃葡萄，可使人健壯、利小便、耐風寒。

〔吃　法〕

1. 葡萄的根、莖、葉用水煎服，能安胎、消腫、利尿。
2. 葡萄汁、藕汁、生地黃汁、蜂蜜混合煎服，能治小便澀少和色赤疼痛。
3. 葡萄乾、枸杞子洗淨用水煎服，可強化免疫、滋養明目，改善陰血不足體質和神經衰弱。
4. 葡萄、胡蘿蔔、蘋果加蜂蜜榨汁飲用，具保健美容之效，是夏天的強壯飲料。

5.葡萄、檸檬、蜂蜜榨汁飲用，具濃醇芳香和高度營養。有助於消除疲勞，改善便秘與夏天慵懶。

6.葡萄、糖、檸檬汁榨汁後，加入冷凍的蘇打水，即成為最佳的消暑果汁。能消除疲勞，使身心舒暢。

7.葡萄乾、桂圓肉各適量，再加少許米熬成稀粥，每天當飯吃，連吃一～二個月，可治氣血不足、貧血、盜汗、心悸、失眠等症。

8.葡萄乾、人參各適量，浸酒常服，可治肝腎虧虛所致的腰膝酸痛、風濕痹痛。

9.葡萄、乳酸菌飲料、蜂蜜一起榨汁飲用，味道甜美，營養價值高，具美容效果。

37.葡萄柚

為芸香科植物，原產於印度群島，果實串結如葡萄，故名葡萄柚。成分包括醣類、蛋白質、維他命A、C、膳食纖維、肌醇、葉酸、β－胡蘿蔔素、茄紅素、鉀等，不含脂肪、膽固醇與鈉。

性涼，味甘酸，具清熱、止渴、解酒、健脾之效。所含的維他命A、C、膳食纖維、果酸、果膠能消除食物的油膩，具美容養顏之效。可降低膽固醇，預防心血管疾病。另外也含有能抗癌的檸檬烯、黃酮素、茄紅素等生物活性物質。

其苦味來自檸檬苦素，能防癌。持續攝取，可活化體內解毒代謝酵素及中和致癌物質毒素的酵素，將毒素排出體外。醫學證明，佛羅里達葡萄柚（西柚）含大量的抗氧化物質，熱量極低，富含維他命C及抗氧化成分茄紅素和β－胡蘿蔔素，是抗癌、預防心血管疾病與幫助消化的好水果。

雖然味道酸，卻能使血液呈高度的鹼性反應，對於偏肉食的酸性體質者而言，吃葡萄柚能使體內酸鹼平衡。熱量低，吃了不易發胖。含有豐富的B_1、B_2、C，可預防感冒。

高纖、高鉀、高葉酸的葡萄柚，近年來廣受女性喜愛，酸甜多汁的美味令人難以抗拒。葉酸是生成血液的必須養分，缺乏葉酸，即使攝取再多的鐵質也無法改善貧血。

葡萄柚會和某些藥物作用，造成病人出現不

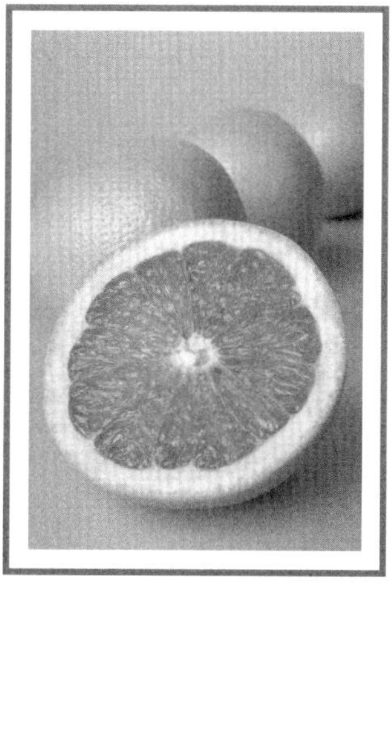

良反應，正在服藥中的人要先詢問醫師的意見再食用。最好不要和心血管用藥、胃腸藥、支氣管擴張劑、安眠藥、抗過敏藥併用。

〔吃　法〕

1. 早晨吃葡萄柚，可預防便秘。
2. 加蜂蜜榨汁飲用，可預防雀斑，對健康、美容有幫助。
3. 葡萄柚汁加蘇打水作成的飲料，清涼爽口，味道芳香。

38. 榛　子

為樺木科植物榛的種仁。別名平榛、榧子、山板栗等。殼堅硬，必須用錘子砸開才能夠吃到種仁，所以有「榧子」或「錘子」之名。與胡桃、扁桃、腰果並列為世界四大乾果。

性味甘平，無毒。具開胃、明目、調中之效，能補益脾胃、滋養氣血，可治疲倦無力、頭昏眼花、食慾不振。

成分為醣類、脂肪、蛋白質、維他命、礦物質等。尤其脂肪含量豐富，主要為不飽和脂肪酸，可預防心血管疾病。磷的含量超群，鉀和鐵的含量也十分豐富。此外，也含有β－胡蘿蔔素、B_1、B_2、菸酸及八種人體必須氨基酸，營養充足，有「堅果之王」之稱。

運動員或重體力勞動者常食，可補充體力。冬天食用，可治氣虛引起的頭昏眼花、疲倦無力、形體消瘦、食慾不振等症狀。

經由加工，可製成榛子乳或榛子粉。亦可用來榨油或製成糖果、糕點。榛子製成的巧克力，堪稱高級糖果。榛子榨出來的油，味美質清，為高級食用油。

〔吃　法〕

1. 炒來吃，香脆可口，沒有澀味。
2. 炒熟的榛子拌紅糖吃，可提升補益氣血的作用。
3. 炒熟的榛子和栗子一起咀嚼食用，可補腎強腰，治療疲倦無力及食慾不振。

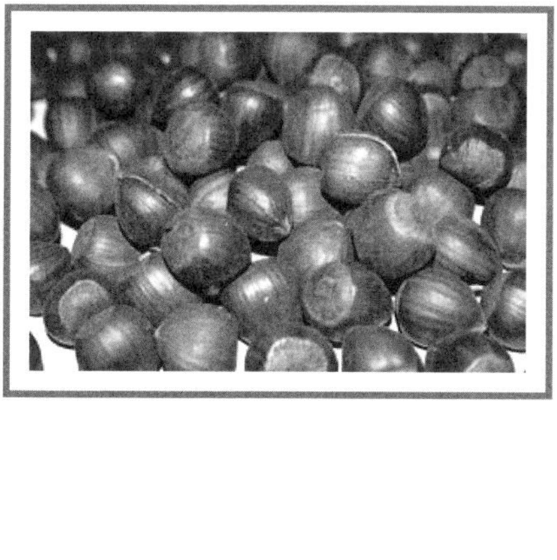

39. 蜜 棗

為棕櫚科常綠高大喬木的成熟果實。原產於非洲、阿拉伯的伊拉克等地，稱為海棗，國人稱其為蜜棗，也就是俗稱的「台灣蘋果」。

含有醣類、蛋白質、維他命A、B、C、P、胡蘿蔔素、膳食纖維、鈣、磷、鉀、鐵等成分。有助於消化及美容，是營養豐富的優質水果。

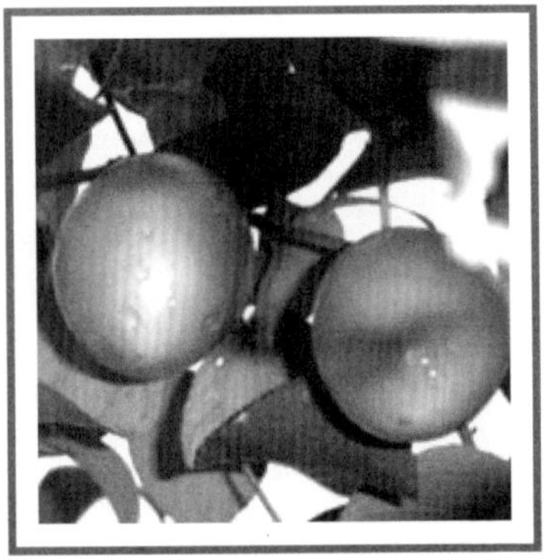

味甘，性溫，古稱番棗、波斯棗或無漏子，是少數能夠連皮一起食用的水果之一。清脆可口的棗子屬酸性，空腹過食易傷胃。

【吃 法】

1. 每天吃蜜棗能治痰嗽。
2. 連皮直接生吃，十分方便，既可養身又能美顏。

40. 榴槤

富含醣類、蛋白質、維他命、鎂、鉀、磷、膳食纖維等成分。營養價值極高，為典型的熱帶水果。具活血散寒、壯陽助火、滋補養身和促進血液循環之效用。為寒性體質者的補品，熱性體質者不可過食。

熱量高，脂肪含量僅次於牛油果這種水果。膳食纖維的含量居熱帶水果之冠。能增進體力，也有美容效果。撲鼻的香味能刺激神經，具提神作用。

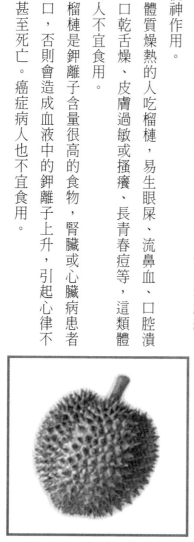

體質燥熱的人吃榴槤，易生眼屎、流鼻血、口腔潰瘍、口乾舌燥、皮膚過敏或搔癢、長青春痘等，這類體質的人不宜食用。

榴槤是鉀離子含量很高的食物，腎臟或心臟病患者要忌口，否則會造成血液中的鉀離子上升，引起心律不整，甚至死亡。癌症病人也不宜食用。

糖分及脂肪含量高，糖尿病患者與肥胖者也要少吃。痔瘡患者食用，易引發痔瘡出血，便秘患者食用，易引起肛裂，需要注意。

〔吃 法〕

1.榴槤核曬乾後用水煎服，具補腎、健脾之效。

2.用來燉雞湯，既香又甜，是體弱與寒性體質老人的補品，對胃寒尤其有效。

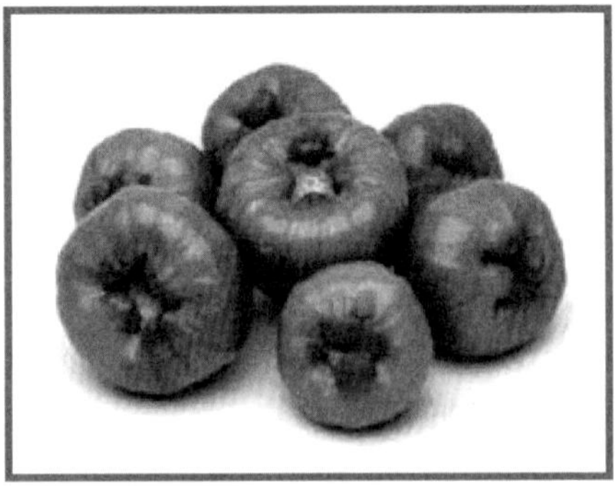

41.蓮 霧

蓮霧是夏天著名的水果，尤其「黑珍珠」品種，果色深紅，味道香甜，深受人們喜愛。果面有蠟質光澤，果肉為海綿質，多汁，清脆爽口，被譽為台灣的「水果皇帝」。

性平，味甘澀，含有醣類、維他命B、C、鞣酸、鈣、鐵、鎂等成分。具有利尿、消腫、消炎、止癢、止瀉、降血壓作用，能治口腔炎、高血壓，未成熟的果實可糖尿病。根、皮、葉有解熱、止癢、利尿作用，可治痢疾、糖尿病、皮膚病。

除了生食外，可鹽漬、糖漬或榨汁，能生津止渴。也可加工製成蜜餞、果酒，或當成烹調料理的材料使用。暑熱流汗過多，心神不寧，食用蓮霧具有療效。

是消暑解渴的好水果，適合高血壓、糖尿病、肥胖、小便不暢、浮腫或水腫的人食用。因具利尿性質，故頻尿者不宜多食，尤其尿失禁患者更要忌食。腸胃虛寒者也不要多食。

〔吃　法〕

1. 食慾不佳者，飯前吃點蓮霧可開胃，增進食慾。沾鹽巴吃，可改善消化不良。
2. 煮冰糖來吃，對於乾咳無痰或痰不易咳出有效。
3. 樹皮煎汁飲用，可治鵝口瘡。

42. 橘子

為芸香科植物福橘等橘類的果實。別名金實、柑子、木奴等。味甘酸，性涼，有南橘、蜜橘、無核橘等多種品種。

富含維他命C，能夠強化皮膚與黏膜，是感冒的剋星。除了維他命C外，也含有能夠強化毛細管的維他命P，有助於預防動脈硬化及腦溢血。

橘子的筋能夠通絡化痰，活血理氣。橘核可以理氣散結，通絡止痛，對疝氣、睪丸或腳氣腫痛及乳房腫塊有療效。

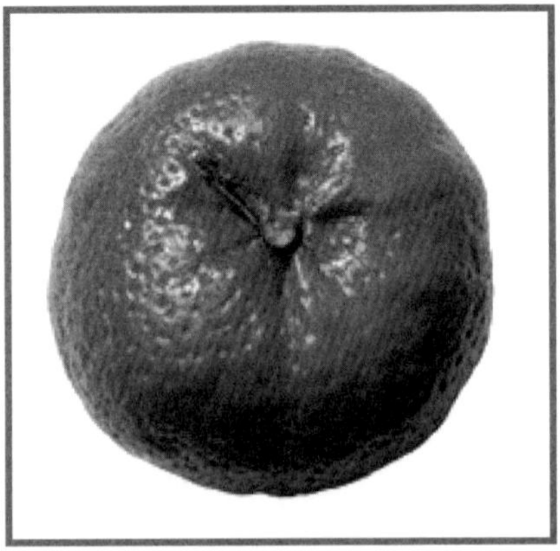

橘皮又稱陳皮，為變種橘子的成熟乾燥果實。陳皮氣味芳香，味微甜而後苦，富含維他命A與B，能健脾理氣、去燥濕、化痰，對於慢性胃炎、胃及十二指腸潰瘍、反胃、嘔吐、食慾不振有效。

現代研究發現，橘皮所含揮發性芳香油，有興奮心臟、抑制胃腸和子宮運動等功能，對治療低血壓、心肌梗塞、脂肪肝有其功效。橘葉能疏肝行氣、消腫解毒。

除了生食外，可加工製成果汁、果醬、罐頭、蜜餞、橘餅、水果酒、水果醋或果膠等，用途廣泛。橘皮中的芳香油，被用於食品工業和化學工業上。橘子可用於冷盤中的花色拼盤、蛋糕等甜點的配料，或當成冰品的調味料使用。

是極受歡迎的食療調理水果。食用鮮橘，能夠創造秀麗稠密的髮質，也有防癌之效。食用以燻、烘、烤等方法加工的食品後再吃橘子，能夠防癌。

橘子中所含的橙皮柑、檸檬酸、蘋果酸、葡萄糖、果糖、蔗糖及多種維他命，能夠預防老年中風，對老人的心肺功能有補益作用。此外，也有消炎制菌、利膽、抗潰瘍等作用。鮮橘搗爛後外敷，能治急性乳腺炎。

橘子的藥用價值極大，除了生津止渴外，也能去胸中煩熱與酒毒煩熱，對於小便不利也有效。但是橘皮性涼，久病寒痰者不宜食用。

〔吃　法〕

1. 橘皮煎水或和冬瓜皮一起煎服，能治水腫病。
2. 橘皮烘乾，加入少量鹽用水煎服，能治酒醉。

3.橘子榨汁，每天飲用二次，每次約十五cc，長期飲用，並同時以橘子汁擦臉，有健膚美容之效。

43.龍眼

為無患子科木本植物龍眼的果實。別名桂圓、寶圓、益智、亞荔枝等。一些晚熟的龍眼，要到桂花飄香時節才會成熟，所以稱為桂圓。

龍眼是名貴的水果，素稱「益壽神品」。果實曬乾後，剝去假種皮再曬乾，即成為龍眼肉。

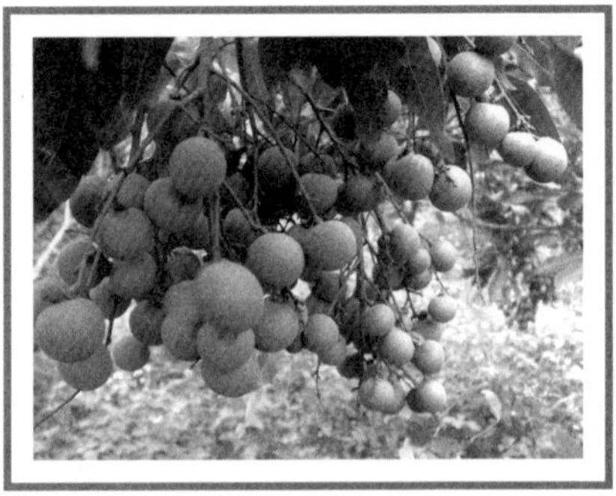

明朝藥學家李時珍說：「食品以荔枝為貴，而資益則龍眼為良。蓋荔枝性熱，龍眼性和平也。」為果中神品，老弱皆可食用。

除果肉之外，葉、殼、花、核、根皆可作為藥用。可以生吃，也可以加工製成龍眼肉。曬乾方式包括生曬和熟曬兩種。生曬的龍眼肉為琥珀色，明淨油亮，味道佳。熟曬的顏色泛黑，質地較差。

龍眼肉可以當甜食，也可以用來泡茶或浸酒。此外，也可以作成罐頭、果醬、龍眼膏或果凍等。

果肉中含葡萄糖、蔗糖、酒石酸、蛋白質、多種氨基酸、脂肪、鈣、磷、鐵、維他命B_1、B_2、C、P，以及膽鹼、腺嘌呤。

研究報告指出，龍眼肉能補益全身，對腦細胞尤其有益，能增強記憶，消除疲勞，有明顯的抗老化作用。『神農本草經』中也說，龍眼有「輕身不老」之功效。

中醫師認為龍眼能強健脾胃，改善失眠、健忘。

夏天是龍眼、荔枝的盛產時節，其滋補力不相上下。但荔枝肉其性較熱，而龍眼曬乾後養血安神之效大增，可治心血不足引起的失眠，食療效果極高，所以比荔枝更受人歡迎。

但龍眼會令內熱更盛、虛寒升結，哮喘病人過食，易引起肺熱咳嗽、痰熱、有痰火。痛風病患多食，易引發關節腫痛。皮膚病患者或胃脹者也不宜多食。

龍眼雖有養血安神之效，但並非所有的失眠患者皆可食用，唯有心血不足，也就是容易心悸、易疲倦者，可藉龍眼改善症狀。

有效。

〔吃　法〕

1.龍眼燉紅糖，可治血虛。
2.孕婦產前飲用龍眼燉冰糖水，可鎮定心悸。對神經衰弱、更年期婦女的失眠有效。
3.常飲龍眼酒，能溫補脾胃。
4.冬天喝桂圓茶，可以暖身。
5.龍眼肉加生薑、紅棗一起煎服，可治婦人產後水腫。
6.龍眼肉十克，酸棗仁十克，蓮子十五克，芡實十克，加水炖湯，每月睡前服食，連服二～四週。可治貧血引起的心慌心悸、失眠健忘等症。

44. 橄　欖

為橄欖科植物橄欖的果實。別名青果、青橄欖、甘欖、橄欖子等。味酸甜，略帶澀味，性平。橄欖自始至終都為青色，所以稱為青果、青子。土耳其人稱橄欖為天堂之果。

橄欖核仁榨取出來的油稱為橄欖油，是現代的保健油，也是高級食用油之一。含有蛋白質、脂肪、醣類，還有磷、鈣、鉀、鐵等礦物質和維他命C等。種子中含有揮發油、香樹脂醇等。其中鈣和鉀的含量特別豐富，容易被人體吸收。此外，鐵、鎂、鋅及維他命C的含量也很高，適合兒童及孕婦食用。

『本草綱目』記載其「能治咽喉痛，解一切魚鱉毒」，同時能夠生津解渴、清肺利咽，有助於改善急性咽喉腫痛、熱咳、煩熱乾渴、細菌性痢疾，亦可解河豚毒和解酒毒。外敷可治療唇裂生瘡、急性炎症性皮膚病、濕疹、漆過敏性皮膚炎等。熱咳者要待熱退後才可食用。

橄欖生吃先澀後甜，清香獨特，可調整食慾，舒暢神志，鹽醃蜜餞後可以久藏。

橄欖油中富含不飽和脂肪酸及多種維他命。研究報告指出，橄欖油能夠降低血中的膽固醇，預防動脈硬化。大量消費橄欖油的希臘人很少出現冠心

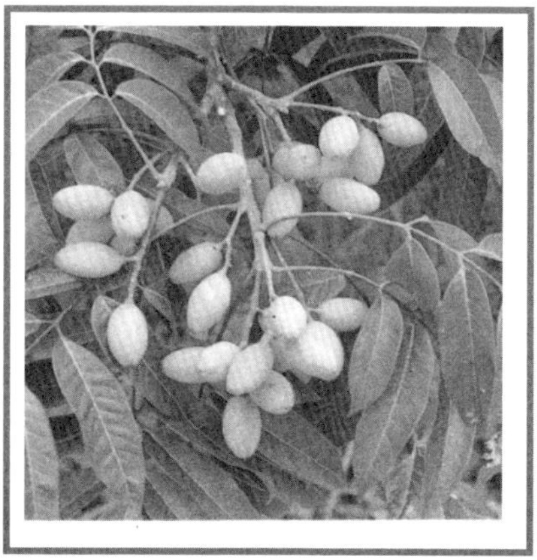

病患者。

此外，橄欖油能夠促進骨骼發育，孕婦和哺乳婦女食用，有助於加速胎兒與嬰兒的發育成長。

苦味來自成分中所含的酚糖苷和油橄欖苦素。澀味則是由於含有多量的鞣酸。

〔吃　法〕

1.加工製成蜜餞使用。

2.作成醃漬橄欖。

3.經過蒸餾後得到的橄欖露，有保健醫療作用。

4.鮮橄欖、蘿蔔、水煎服，可治風火喉痛、喉間紅腫，亦可預防白喉、流行性感冒。

5.鮮橄欖十五個，去核搗爛，豬瘦肉一五〇克，與水共煎，加入少許食鹽，煮熟後，食肉飲湯，可治痔瘡出血、慢性胃出血等症。

6.生橄欖二十個，打碎，加冰糖五十克同燉，可治咳嗽。

7.橄欖五個，綠茶適量，胖大海二個，蜂蜜二十cc，先將橄欖煎水五百cc，然後用此水泡入茶、胖大海、調入蜂蜜，頻頻飲服，可治聲音嘶啞、咽喉乾痛。

45. 藍莓

藍莓主要產在北美。集散地包括華盛頓州、北卡羅來那州、密西根州、印第安那州、奧勒岡州、喬治亞州和紐澤西州等。

研究報告指出，藍莓中含有豐富的抗氧化物，例如，花青素和類黃酮等。攝取藍莓，能緩和老化造成的認知、運動力及中樞神經功能降低。

藍莓、草莓、菠菜都是抗氧化物的最佳攝取來源，但以藍莓的效果最佳。藍莓中的成分能降低膽固醇，預防冠動脈疾病與心臟病，也具止瀉效果。

含有豐富的維他命C，可預防動脈內血栓的形成，增強對付疾病的抵抗力，具防癌效果。成分中的鉀，能幫助維持體液平衡，保持正常的血壓與心臟功能。

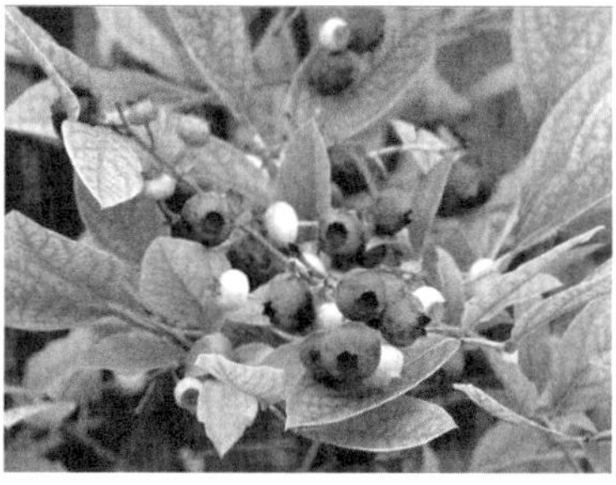

除了生食外，廣泛應用在各種點心中。也可加工製成水果酒，近幾年來備受注目。五～八月是盛產季節。

〔吃　法〕

1. 作成果汁飲用，每天攝取，能增加體內的抗氧化物，維護健康。
2. 冰品中加入藍莓，令人賞心悅目。

46. 檸　檬

為芸香科柑橘屬植物洋檸檬的果實。別名宜濛子、檸果、藜檬子、宜母子、宜母果、藥果等。有「檸檬酸的倉庫」之稱，味道極酸，通常不宜生吃。味酸，有生津、止渴、祛暑、安胎之效。孕婦飲用能安胎。夏天喝檸檬汁可消暑。可將檸檬切片泡水飲用，加點糖更爽口。

檸檬成分含維他命B_1、B_2、C、菸酸、醣類、鈣、鐵、磷，還有多種黃酮類、有機酸、甾醇、揮發油和香豆精類。有機酸中又包括檸檬酸、咖啡酸、阿魏酸、芥子酸、蘋果酸、奎寧酸、P－香豆酸等。

檸檬具營養和美容效果。維他命C的含量豐富，能分解體內毒素，防止中毒。同時能促進血液循環，加強血管的作用，緩和神經緊張。

成分之一的「檸檬酸」，可用來消除皮膚色素沉著，對皮膚發揮漂白作用，使肌膚變美。也能活化細胞功能，使全身充滿活力。檸檬中富含維他命A，冬天皮膚易皸裂或凍瘡者，喝檸檬汁能改善症狀。

味道很酸，有胃病的人最好避免食用。無胃腸障礙者，飯後喝杯檸檬茶，可以幫助消化。

菜餚中放入些許檸檬汁，能大大提升食物的香氣，是西餐中不可或缺的調味料。也可當成醋使用。在新鮮蔬果的切割面上噴少許檸檬汁，可防食物變黑。是各種點心的調味料，經常用於製造冰淇淋、冰品、布丁、麵包、糖果中。也可加工製成檸檬汽水。果肉和種子可用來製作檸檬香精、檸檬油。

檸檬汁能促進胃分泌消化酶，增加胃腸蠕動，幫助

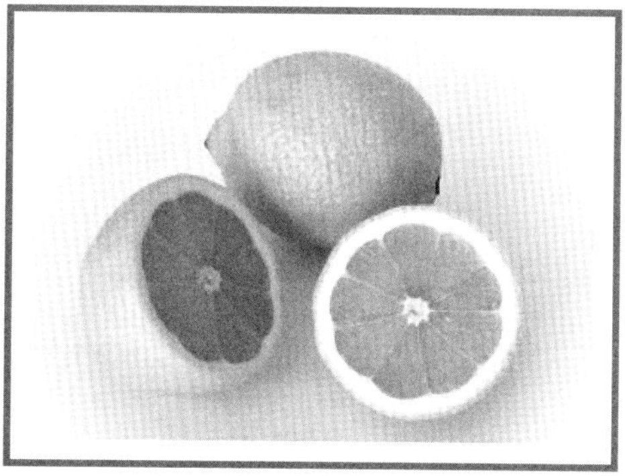

消化吸收。美國科學家發現，檸檬汁可降低尿的鈣含量，防止結石發生。也可以保護血管，改善血液循環，預防高血壓與心肌梗塞，抑制子宮收縮的功效。成分中的橙皮苷與柚皮苷具抗炎作用。

〔吃法〕

1.檸檬汁加溫水和鹽飲用，可順利咳出濃痰。
2.檸檬汁加蜂蜜飲用，可緩解感冒初期的喉痛。
3.檸檬汁加蜂蜜沖熱開水飲用，可幫助熟睡。
4.檸檬汁、蜂蜜，加水和酒作成檸檬水酒，味道香濃迷人。作成熱檸檬水酒飲用，能暖身、消除疲勞、改善失眠。
5.檸檬汁加蜂蜜拌勻，再倒入蘇打水輕輕攪拌，就是爽口的檸檬汽水。
6.檸檬、鳳梨、蜂蜜混合榨汁飲用，香氣濃厚，能消除身心疲勞，美化肌膚。
7.檸檬、橘子、糖混合榨汁飲用，味道香醇，男女老幼都愛喝，有助於健康與美容。
8.檸檬五百克洗淨，連皮切成薄片，加白糖三百克，醃製一週以上即可食用。

每次開水泡五~十片，每天二次。可治高血壓、高血脂、動脈硬化等症。

9.檸檬三個，去皮核，大棗十個，水煎，加適量的冰糖、蜂蜜攪勻，每天服一劑。可治食慾不振、體虛、孕婦胎動不安。

10.檸檬切片，每天睡前擦臉部皮膚，可去皺紋，增加光澤，減少皮膚色素沉著等美容效果。

47.羅漢果

又名假苦瓜、拉漢果。味甘性涼、無毒。根據中藥書的記載，「能止咳清熱、涼血潤腸。」可治喉痛失音、血燥、胃熱便秘、百日咳的症。

羅漢果的選擇，以圓大而堅實、搖之不響、色為黃褐者為佳。

羅漢果的果肉含豐富的葡萄糖，味極清甜，有如甘草，切碎泡水，代茶飲用，是保護嗓子的理想食物。也是治老年

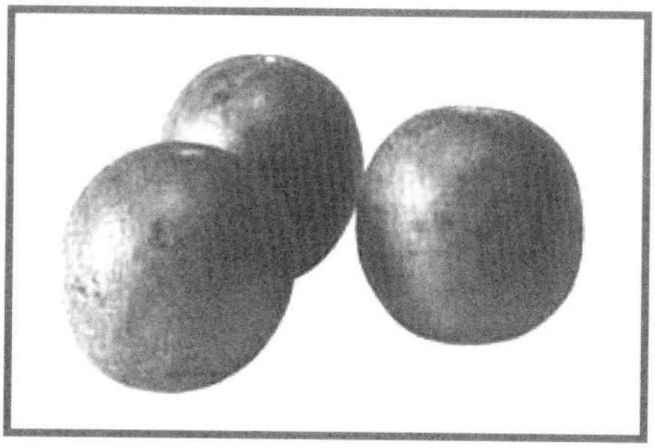

人便秘的良品。

〔吃　法〕

1.羅漢果半個、數枚胖大海用水煎服，可治急性咽炎。
2.羅漢果切片用水煎煮，冷卻後飲用，能治喉痛失音。
3.羅漢果研末或煎成濃汁飲用，能治糖尿病。
4.羅漢果一個、柿餅十五克用水煎服，可治百日咳。
5.羅漢果和瘦豬肉各適量，煎湯服用，可治痰火咳嗽。

48.蘋　果

為薔薇科木本植物蘋果的果實。別名頻婆、林檎。晉代陶弘景『名醫別錄』稱之為「奈」。性味甘涼，有補脾氣、養胃陰、生津解渴、潤肺悅心之效。被稱為血管的健康守護神，能改善呼吸系統與肺的功能。其清香能提神醒腦，紓解緊張的情緒。

成分包括醣類、維他命A、B、C，還有鉀、磷、鐵、鈣、鋅、碘、果膠、膳食纖維、蛋白質、脂肪、檸檬酸、蘋果酸、油石酸、奎寧酸等。

所含的大量蘋果酸能分解體內的脂肪，預防肥胖。蘋果酸能降低膽固醇，改善動脈硬化。多量的鋅能提升兒童的智力發育。外國人將蘋果稱為「智慧之果」或「記憶之果」。蘋果中的鉀能夠預防高血壓、心臟病，同時能強化腦血管，防止腦老化，保持生物細胞青春。蘋果中的鹼性物質能預防酸中毒。

蘋果中的膳食纖維能刺激腸壁蠕動，使排便通暢。但是，喝蘋果汁的效果就差多了。另外，果膠也能促進排便順暢。烤熟的蘋果，通便效果更佳。

在醫療上，蘋果具有兩種相反的作用，既能止瀉也能通便。對於嬰幼兒單純性消化不良引起的腹瀉，效果極佳。其止瀉效果是因為含有果酸與鞣酸所致。

這兩者具有收斂作用，可將腸道內累積的毒素和廢物排出體外。只不過，吃蘋果並不能治療因為發炎或病菌引起的腹瀉。

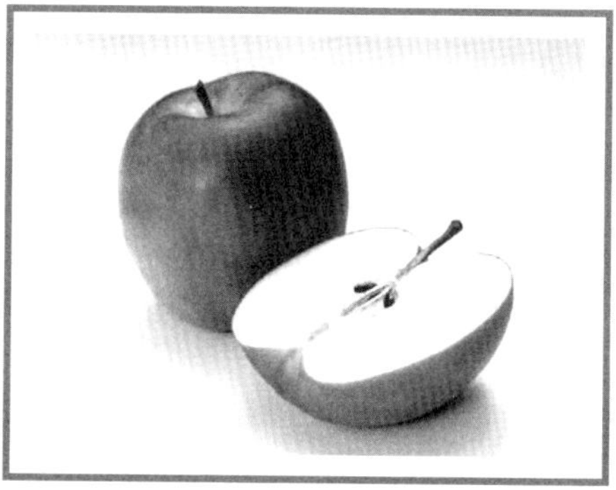

除了生食外，可配合各種具有療效的蔬果作成綜合果菜汁。味道好，營養佳。也可加工製成果醬、果凍、水果酒、水果乾。飯前吃蘋果，能得到飽足感，可以達到節食減肥的目的。

蘋果中的果膠能固定體內的放射物鍶和鈷，在食品消化過程中，果膠幾乎不會被消化，而將有害物質一起排出體外。再加上膳食纖維和維他命C的協同作用，因此蘋果具有某種程度的防癌效果。美國癌症研究中心報告，常吃蘋果可防癌。

芬蘭的研究工作者也報告，常吃蘋果能降低罹患肺癌的危險性，關鍵在於蘋果中所含的黃酮類化合物。美國康乃爾大學的研究也發現，蘋果中存在大量的抗氧化物質。吃蘋果時細嚼慢嚥，能幫助消化，對於口腔衛生也大有幫助。原因在於成分中的有機酸和果酸類物質能殺死口腔中的細菌。

小孩過食蘋果，容易引起反胃噁心。胃腸炎者多食，容易引發腹瀉腸鳴、口中泛酸，所以要適度食用。

〔吃　法〕

1. 喝生蘋果汁可治嗽和嗓子嘶啞。

2.吃酸蘋果可治糖尿病。

3.蘋果搗爛，加開水浸汁飲用，可治小兒奶食停滯、大便失常。老人消化欠佳或胃腸功能不良的人，飲用蘋果汁可幫助消化。

4.蘋果切片和米共同煮成粥，有開胃健脾之效。

5.蘋果汁加蜂蜜飲用，能夠整腸。

6.蘋果汁加入檸檬飲用，具美容效果。

7.蘋果汁加乳酸菌飲料和蜂蜜一起飲用，香氣迷人，能夠健胃整腸，適合病後或發育期兒童飲用。

8.蘋果、胡蘿蔔、蜂蜜、檸檬榨汁飲用，能增強抵抗力，美化肌膚，對胃腸虛弱與便秘也有效，堪稱是老少咸宜的健康、美容飲料。

9.蘋果、蘿蔔葉、檸檬榨汁飲用，能改善胃腸虛弱、面皰、腫疱與心臟病。

49.釋迦

成分包括醣類、蛋白質、膳食纖維、維他命B、C、磷、鈣、鐵、鉀等，尤其磷的含量之高，僅次於百香果。維他命C的含量也居水果之首。

營養豐富，能除濕、除煩補脾，常吃可以預防壞血病，強化免疫力，具抗癌效用。其種子及葉、皮均有藥效。種子可治疥癬與拔膿。葉、種子和皮均含生物鹼，可治赤痢。

〔吃　法〕

吃的時候比較麻煩，就像吃西瓜一樣，需要吐籽，但是為了健康著想，還是得積極的攝取。

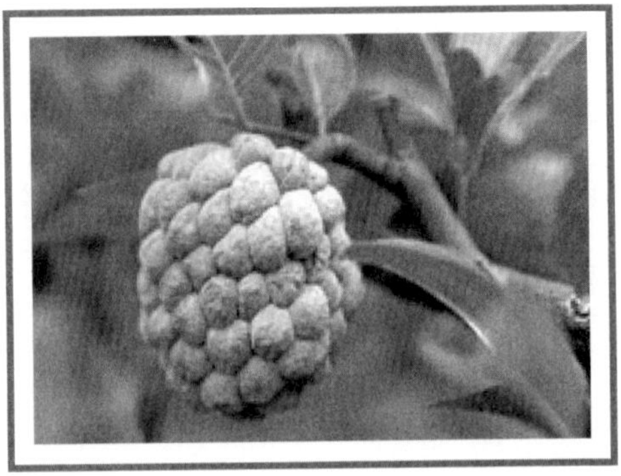

50. 櫻　桃

為薔薇科櫻桃的果實。別名櫻珠、牛桃、含桃、朱櫻、荊桃等。古時候稱為鶯桃，因為黃鶯愛吃這種果實。外形嬌小玲瓏，晶瑩光澤，形狀和顏色有如美女的朱唇，因此，人們稱美女的嘴為「櫻桃小嘴」。

早熟的櫻桃有「春果第一枝」的美譽。果實肉厚，多汁美味，色澤艷麗，營養豐富。成分包括醣類、蛋白質、多種維他命、膳食纖維，還含有鈣、磷、鐵等礦物質，尤其含鐵量為蘋果、梨和柑橘的二十倍以上，居水果之冠。

櫻桃味甘，性溫，整體皆可作為藥用。葉、枝、根有溫胃、止血、解毒之效，鮮果有發汗、祛風、益氣等效果，可治貧血、四肢麻痺和風濕性腰腿病等。缺鐵性貧血可利用櫻桃改善症狀。

根據『千金方』的記載，「櫻桃味甘平，能調中益氣，多食令人好顏色」。另外，中藥書也說：「櫻桃能治一切虛證，大補元氣，滋潤皮膚。」虛弱體質、皮膚粗糙與中風後遺症者，飲用櫻桃酒有保健治療作用。

櫻桃的鐵含量豐富，是特別適合女性食用的水果，能補虛養血。美國方面的研究報告指出，吃櫻桃能減輕疼痛。櫻桃汁加水稀釋用來漱口，能消除口中異味。

雖然美味可口，但其性屬火，多食易上火。同時，

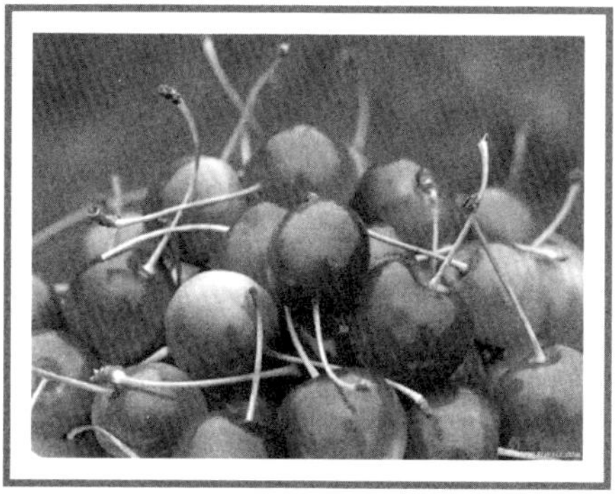

櫻桃仁含氰苷，水解後產生氫氰酸，食用過量會中毒。

〔吃 法〕

1.除了生食鮮果外，可加工製成櫻桃糕、櫻桃醬、罐頭或櫻桃乾。

2.可作成櫻桃酒、櫻桃汁或櫻桃汽水等。

3.鮮櫻桃二五〇克絞汁，飲服一半，另一半於臨睡前塗面，有潤澤皮膚、去皺的美容效果。

4.櫻桃一千克，於文火上煎半小時，再加入蜂蜜五百克攪匀，冷卻後裝瓶。每次飲用十cc，每天二次，有治病後體虛、食少神疲之效。

5.櫻桃一千克，洗淨晾乾，獨活五十克，威靈仙三十克，泡入五斤白酒中，一個月後飲用，每次飲酒適量，並吃酒漬櫻桃十個，有治癱瘓、風濕痺痛之效。

第四章　水果的有效吃法

常吃水果的好處

天天吃水果，不僅讓人生氣蓬勃，也能得到健康長壽。原因大致如下。

1.水果中富含維他命和礦物質，可以改善各種缺乏症。
2.能消除疲勞，增強體力。
3.預防皮膚粗糙，改善斑點與皺紋，是美容養顏聖品。
4.對慢性症狀，尤其便秘有效。
5.解決鈣質缺乏的問題。
6.多為鹼性，能使血液呈鹼性反應，增進健康。
7.具減肥效果。

富含維他命A的水果，包括梅子、櫻桃、香蕉、橄欖、藍莓、大棗、草莓等。

富含維他命B的水果，包括番茄、芒果、柑橘類、香蕉、香瓜、枇杷、山楂、杏、桃子、梅子、橄欖、鳳梨、棗子、無花果等。

富含維他命C的水果，包括柑橘類、草莓、香瓜、鳳梨、西瓜、番茄。

富含鈣、磷、鐵等礦物質的水果，包括有青橄欖、大棗、櫻桃、無花果乾、杏乾、葡萄乾、梅乾等。

這些人需要喝生果汁

生果汁比藥更好，能夠維持身體健康，具有美容與減肥的功效，能夠讓你活得更健康、更美麗。尤其以下的人更需要飲用生果汁。

1. 擔心罹患生活習慣病的人

飲用生果汁，能夠有效的改善體質，創造健康的身體，預防高血壓、心臟病、腦溢血、糖尿病、肝病、癌症等生活習慣病。

2. 食慾不振的人

只要藉由喝生果汁改善體質，就能夠增進食慾。當今的新鮮水果，味道鮮美，營養豐富，可多加利用。

3. 想要減肥的人

大部分的水果熱量都不高，食用後能產生飽足感，可減少白米、魚肉類的攝取量，得到減肥效果。

4. 腸胃功能衰弱的人

很多水果中都含有豐富的維他命C，多喝黃綠色果汁，可強健你的胃。

5. 貧血的人

黃綠色果汁中含有豐富的鐵元素，可以改善貧血。

6. 發育中的孩子

攝取生果汁，能使飲食生活更平衡，補充發育期孩子的營養，促進骨骼與牙齒健康。

7. 經常運動的人

愛運動的人，經常會藉由攝取肉類來補充體力與提升耐力。但是，為了使身體平衡，也要多攝取水果。喝生果汁可完成任務。

8. 便秘的人

水果中富含膳食纖維，可刺激胃腸蠕動，使排便順暢。喝生果汁時，最好連殘渣一併攝取。

9. 高血壓的人

高血壓的原因在於食鹽與膽固醇的問題。水果中含有鉀，在體內作用時可排出食鹽。而膳食纖維可降低膽固醇，發揮降血壓效果。

10. 不愛吃水果的人

生果汁的味道不像生吃果實那麼強烈，容易飲用。就算不好喝，也要費心下點工夫，混搭香氣四溢的水果飲用。

製作生果汁的注意事項

製作生果汁時，基於營養與生理作用的考量，應該要留意以下事項。

1. 水果要清洗乾淨

水果在靠近皮附近的營養豐富，要盡量保留食用，但必須洗淨，以免農藥殘留。

2. 挑選新鮮材料

隨著鮮度的降低，維他命的含量也會減少，完全喪失營養效果。儘可能選擇當令的水果來使用。

3. 水果混搭時要注意比例

有些水果含有破壞維他命C的酵素，使得整體的維他命C含量減少。在製作完成時，加些檸檬汁等柑橘類榨汁，可抑制維他命C遭到破壞。

4. 以蜂蜜或紅糖取代白砂糖

為了讓生果汁成為美味可口的飲料，很多人會在果汁內加糖。這時，最好使用糖害較少的蜂蜜或紅糖。怕胖或有糖尿病的人，最好飲用不加糖或蜂蜜的原汁。

5. 榨好後立刻飲用

作好的果汁久放，會使得維他命遭到破壞，降低營養價值，而且顏色、味道都變得不好，宜趁新鮮飲用。

6. 最好不要加水稀釋

稀釋的生果汁營養價值減半。若必須加水來製作，那麼，不妨使用鮮奶或乳酸菌飲料。

7. 要多種類攝取

想要得到均衡的營養，創造健康，就要攝取多種類食物。製作生果汁時，最好多種水果混搭。

8. 依病情選擇適合的水果

很多人都不知道水果可以治病，但前提是要吃對水果，否則反而會使病情加重。在此，配合症狀介紹適合食用的水果，沒有副作用，可安心攝取。

感冒：檸檬、菠蘿、草莓、枇杷。

關節炎：枇杷、葡萄。

動脈硬化：番茄、香蕉、草莓、蘋果、核桃、橘子。

心臟病：菠蘿（鳳梨）、蘋果、核桃、梨子、西瓜、香蕉。

糖尿病：梨子、西瓜、枇杷、桃子、酪梨、番茄、番石榴。

肝病：葡萄、李子、橘子、香蕉。

腹瀉：蘋果。

胃炎：酪梨、蘋果、葡萄。

口腔發炎：梨子、橘子、番石榴。

牙齒疾病：草莓、橘子。

腰痛：梨子、西瓜、柑橘。

哮喘：桃子、葡萄。

膀胱炎：西瓜、桃子。

腎臟病：蘋果、香瓜、葡萄、橘子、草莓。

孕婦止吐：梨子。

貧血：番茄、葡萄、蘋果、櫻桃、草莓、橘子。

高血壓：蘋果、桃子、梨子、橘子、西瓜、香蕉、葡萄。

一般而言，寒性水果有硬柿子、椰子、橘子、梨子、柚子、葡萄柚、西瓜、番茄等。熱性水果有芒果、龍眼、荔枝、榴槤等。平性水果有蘋果、木瓜、櫻桃、草莓、柳丁、番石榴、桑椹、葡萄等。

當身體不舒服有感冒現象時，寒性及熱性水果要少吃，可多吃一點平性水果。

生果汁的妙用

除了健康外，任何人都希望自己能青春永駐。台灣寶島四季分明，誕生出各種季節性水果。除了生食外，製成生果汁飲用也很方便。能夠發揮各種功效，有助於改善各種慢性疾病，對於美容的效果更是不容忽視。

下面簡單介紹常見的生果汁及其效用。

蘋　果　汁：調理腸胃、改善腎功能、預防高血壓。

鳳　梨　汁：消腫去濕、幫助消化、舒緩喉痛。

西　瓜　汁：消暑利尿、降血壓。

香　蕉　汁：強健肌肉、提高精力、滋潤腸胃、暢通血脈。

木　瓜　汁：幫助消化蛋白質、消滯潤肺、美肌。

葡　萄　汁：調節心跳、強化肝腎功能、助消化、補血安神。

香　瓜　汁：消暑解燥、生津止渴。

奇異果汁：清熱生津、止吐、止瀉。

椰　子　汁：預防癌症、心臟病、關節炎、強健肌膚、止咳。
草　莓　汁：強健神經、補血、利尿、止瀉。
柳　丁　汁：強化血管，預防心臟病、中風、感冒、瘀傷，健胃。
葡萄柚汁：降低膽固醇、預防牙齦出血和感冒。
梨　子　汁：維持心臟血管正常運作、排毒。
檸　檬　汁：止咳化痰、排毒。
芒　果　汁：幫助消化，防止暈船、嘔吐、喉嚨痛。
酪　梨　汁：強化體力，預防高血壓、動脈硬化、肥胖。
百香果汁：清腸、開胃、生津解渴、幫助消化。
番　茄　汁：預防高血壓、動脈硬化和貧血，幫助消化。
楊　桃　汁：治喉痛、聲音嘶啞，生津止渴、潤肺、利尿。

水果茶的效用

有人喜歡水果，有人愛好飲茶。將水果和茶葉混合製成水果茶，別具風味，而且有特別的療效。以下介紹幾種水果茶的效用。

生梨茶：梨削皮後切成小塊，與茶葉一起沖泡飲用。有保肝、幫助消化、增進食慾的功效。冰糖、茶葉和梨一起燉煮，有健胃潤肺、祛痰、治哮喘、益嗓子的作用。

香蕉茶：香蕉剝皮後搗碎，加入茶水中，再添加適量的蜂蜜飲用。對高血壓、動脈硬化、消化性潰瘍等症狀有輔助療效。

山楂茶：山楂和茶葉一起用熱開水沖泡飲用。有消積食、清瘀血、止腹瀉、解毒化痰、降低膽固醇、降血壓、利尿、鎮靜等功效。

橘子茶：橘子果肉和茶葉一起沖泡飲用。可理氣消脹、生津潤喉、清熱止咳。

核桃茶：核桃仁切碎後與茶葉一起沖泡飲用。可防治肺腎兩虛、久咳痰喘、婦女痛經、失眠多夢等。

紅棗茶：紅棗與茶葉一起沖泡飲用。有防癌和健脾開胃的作用。紅棗、茶葉和甘草煎湯飲用，對貧血有一定的效用。

瓜皮果屑也是寶

我們一年四季都有瓜果可吃，但是人們在吃完瓜果後，總是隨手將果皮丟棄，殊不知這些瓜皮果屑是治病良藥，有很好的利用價值。例如：

香蕉皮：含蕉皮素，是抑制真菌和細菌的有效成分，可治由真菌和細菌感染所造成的皮膚搔癢症。

此外，香蕉皮具有解煩渴、潤肺腸、通血脈、填精髓的功效。香蕉皮搗碎加薑汁使用，能消炎止痛。用香蕉皮塗抹手腳，可治凍瘡。另外也有治療高血壓和防治腦溢血的效用。香蕉皮曬乾後研成粉末，是護膚美容的聖品。

蘋果皮：取鮮果皮十五～三十克煎湯或泡茶飲用，有收斂作用，可以治胃酸過多、痰多。蘋果皮曬乾研末，一天二～三次，每次取十五克空腹調服，可改善慢性腹瀉、慢性結腸炎和高血壓等。

柚　皮：能理氣、化痰、止咳、平喘。剝除柚皮內層的白色部分，切碎，加入適量蜂蜜或飴糖蒸爛，配上少量熱黃酒，早晚各服用一匙，可治老年咳嗽和氣喘。

每次取六～九克曬乾的柚皮煎湯服用，可治疝氣、化痰、消食、定喘。

西瓜皮：西瓜是消暑解渴、清熱解毒聖品。中醫師稱西瓜皮為西瓜翠衣，有清熱消暑、瀉火除煩、降血壓等作用。對貧血、咽喉乾燥、唇裂、膀胱炎、肝腹水、腎炎等都有效。

石榴皮：『本草綱目』中記載，石榴皮可入藥，含鞣酸，味極澀，主治赤白痢疾、下血、脫肛等。

橘　皮：橘皮撕成大塊，風乾成中藥的陳皮，切細後與糖一起沖泡飲用。有健胃和預防感冒之效。

葡萄皮和籽：葡萄皮含白藜蘆醇，對心血管系統有保護作用。葡萄籽能增加體內好膽固醇ＨＤＬ的效用。

乾果果仁的效果

乾果果仁香脆可口，脂肪含量高，營養豐富。近年來，醫學界指出，適量攝取乾果果仁能預防心臟病。美國方面的研究也提出，與未攝取或少量攝取乾果果仁的婦女相比，每週攝取五盎士乾果果仁的婦女，心臟病的發生率降低三五％。

美國食物和藥物管理局在二○○三年也提出報告，說明每天食用一・五盎士乾果果仁，並攝取低飽和脂肪酸及低膽固醇的飲食，能有效預防心臟病。雖說對心臟有益，但是，過食也會造成不良影響。

乾果果仁種類繁多，其中杏仁、花生、榛子等含較多的單元不飽和脂肪酸。而核桃、西瓜籽等則含較多的多元不飽和脂肪酸。

乾果除了含有脂肪外，也富含蛋白質、膳食纖維、鐵、銅、磷、鋅、錳等礦物質，以及維他命B和E等。不僅能預防心臟病，也能防止某些癌症的發生。

除了當零食外，也可加入沙拉或茶中，或搗碎後加入粥、麵中一起吃。製成點心既美味又營養。

導引養生功

1 疏筋壯骨功+VCD

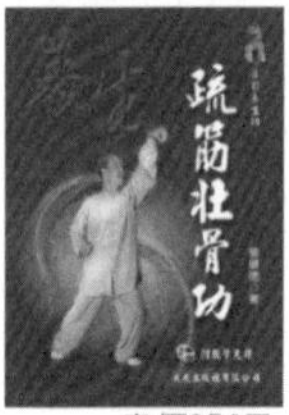

定價350元

2 導引保健功+VCD

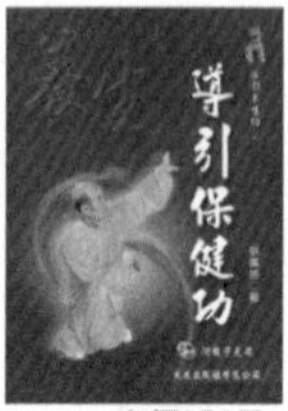

定價350元

3 頤身九段錦+VCD

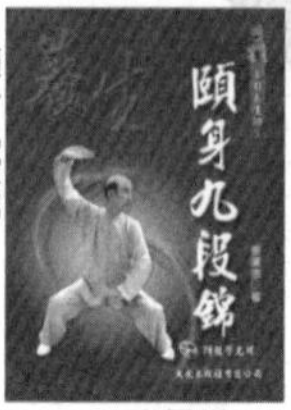

定價350元

4 九九還童功+VCD

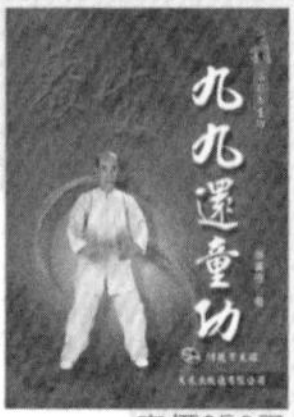

定價350元

5 舒心平血功+VCD

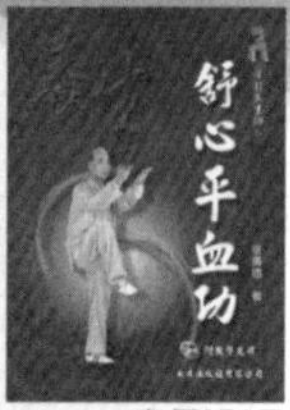

定價350元

6 益氣養肺功+VCD

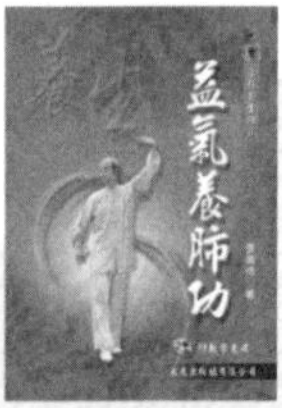

定價350元

7 養生太極扇+VCD

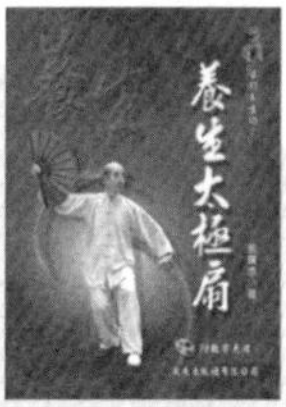

定價350元

8 養生太極棒+VCD

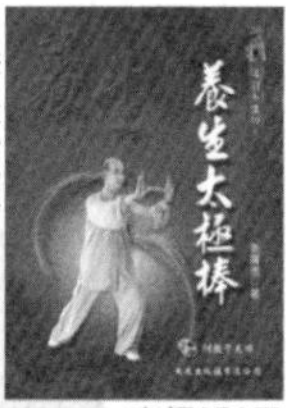

定價350元

9 導引養生形體詩韻+VCD

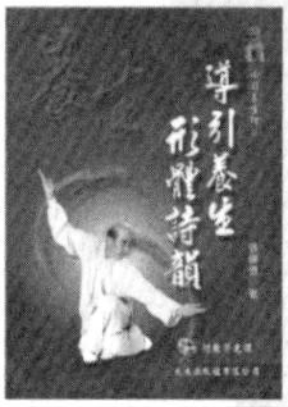

定價350元

10 四十九式經絡動功+VCD

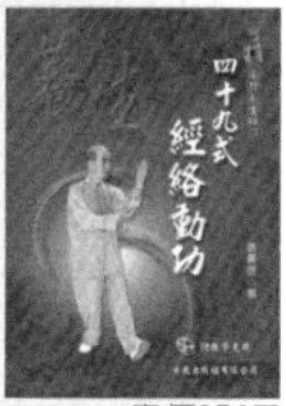

定價350元

張廣德養生著作　每冊定價 350 元

全系列為彩色圖解附教學光碟

輕鬆學武術

1 二十四式太極拳+VCD

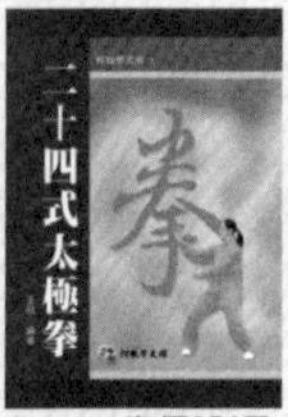

定價250元

2 四十二式太極拳+VCD

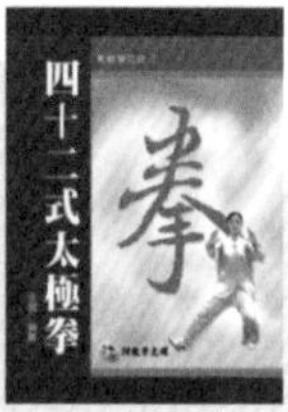

定價250元

3 八式十六式太極拳+VCD

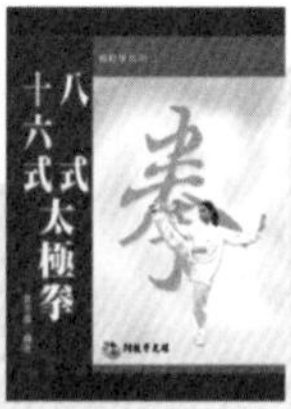

定價250元

4 三十二式太極劍+VCD

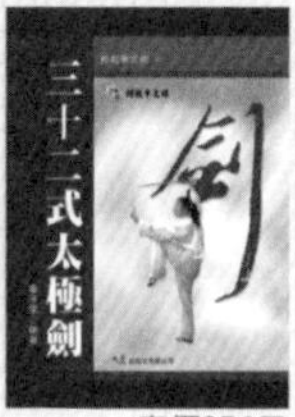

定價250元

5 四十二式太極劍+VCD

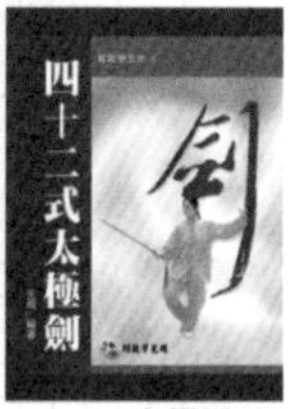

定價250元

6 二十八式木蘭拳+VCD

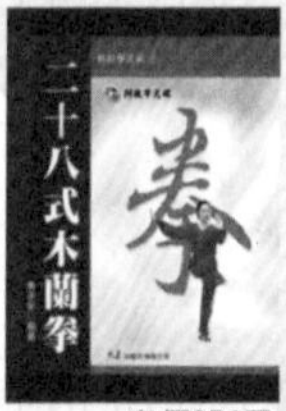

定價250元

7 三十八式木蘭扇+VCD

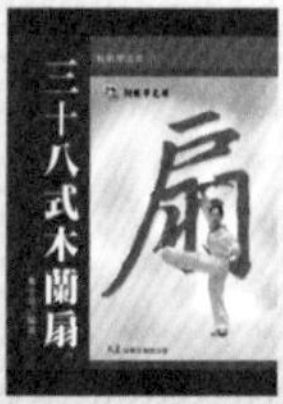

定價250元

8 四十八式太極劍+VCD

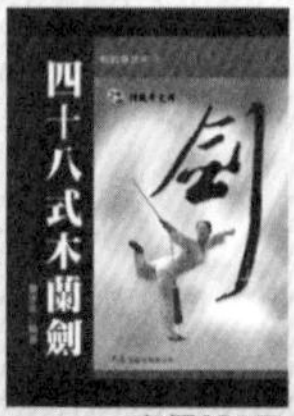

定價250元

彩色圖解太極武術

1 太極功夫扇
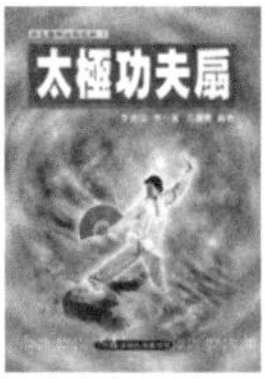

定價220元

2 武當太極劍
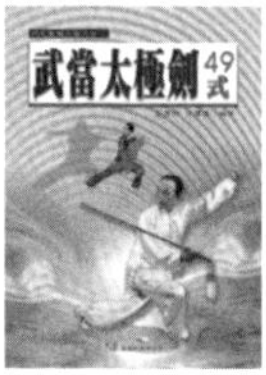

定價220元

3 楊式太極劍
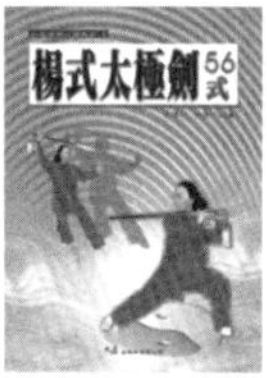

定價220元

4 楊式太極刀
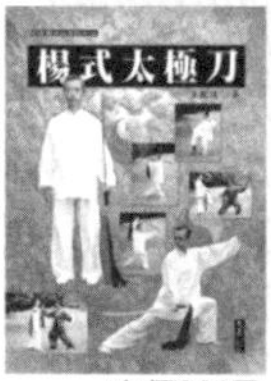

定價220元

5 二十四式太極拳+VCD
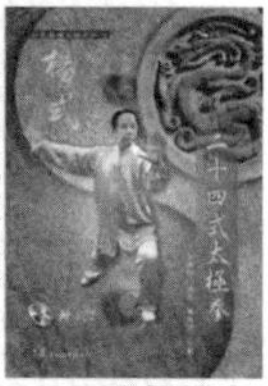
定價350元

6 三十二式太極劍+VCD
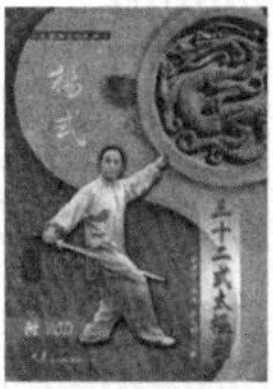
定價350元

7 四十二式太極劍+VCD
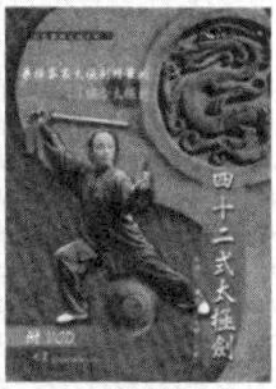
定價350元

8 四十二式太極拳+VCD
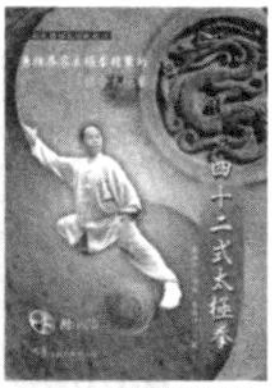
定價350元

9 楊式十六 十八式太極劍 拳
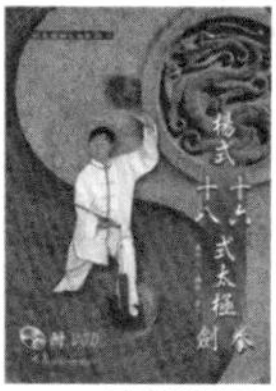
定價350元

10 楊氏二十八式太極拳+VCD
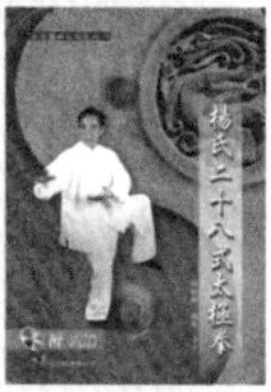
定價350元

11 楊式太極拳四十式+VCD
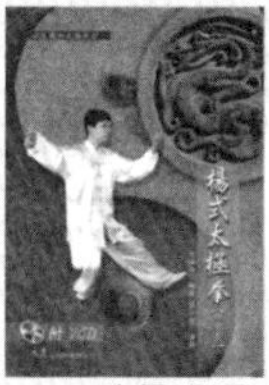
定價350元

12 陳式太極拳五十六式+VCD
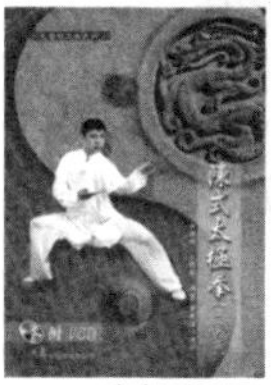
定價350元

13 吳式太極拳五十六式+VCD
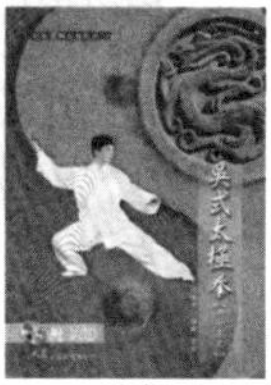
定價350元

14 精簡陳式太極拳八式十六式
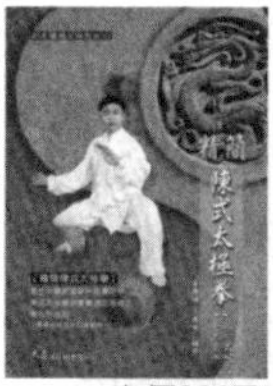
定價220元

15 精簡吳式太極拳三十六式 拳架・推手
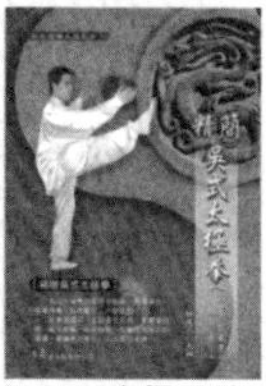
定價220元

16 夕陽美功夫扇
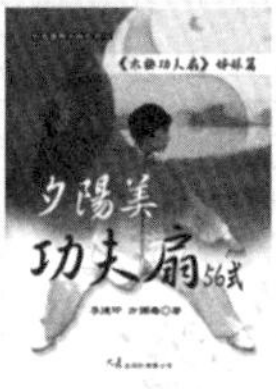

定價220元

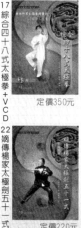

17 綜合四十八式太極拳+VCD

定價350元

18 三十二式太極拳 四段
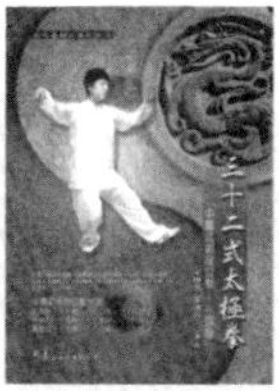
定價220元

19 楊式三十七式太極拳+VCD
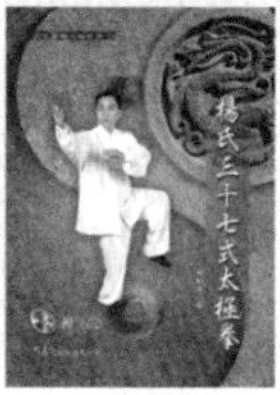
定價350元

20 楊氏五十一式太極劍+VCD
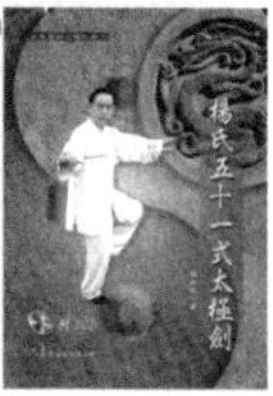
定價350元

21 嫡傳楊家太極拳精練二十八式
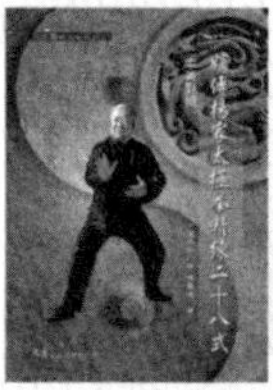
定價220元

22 嫡傳楊家太極劍五十一式

定價220元

養生保健 古今養生保健法 强身健體增加身體免疫力

醫療養生氣功
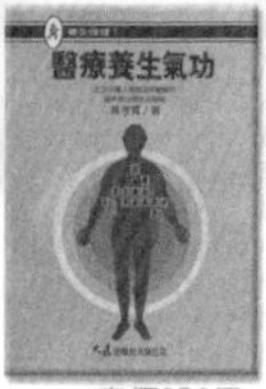
定價250元

2 中國氣功圖譜
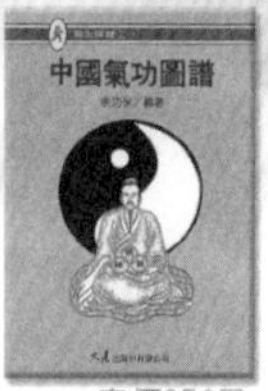
定價250元

3 少林醫療氣功精粹
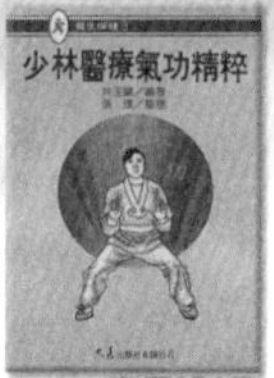
定價250元

4 龍形實用氣功
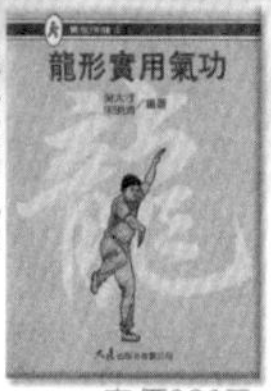
定價220元

5 魚戲增視強身氣功
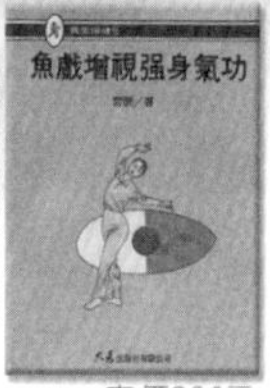
定價220元

7 道家玄牝氣功
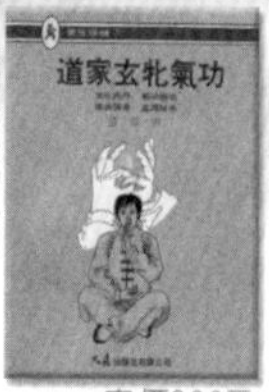
定價200元

8 仙家秘傳祛病功
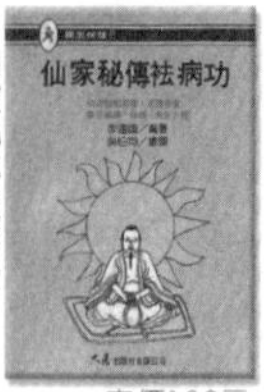
定價160元

9 少林十大健身功
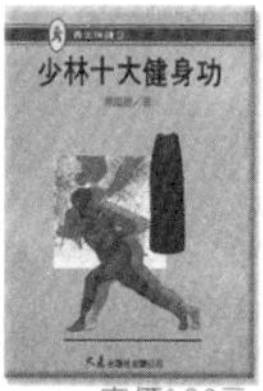
定價180元

10 中國自控氣功
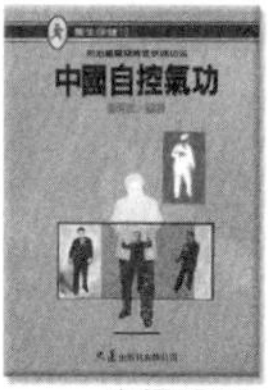
定價250元

11 醫療防癌氣功
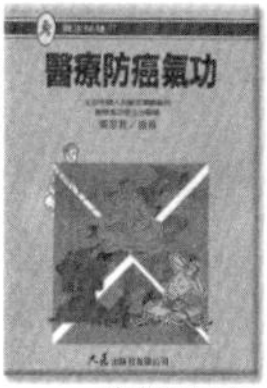
定價250元

12 醫療強身氣功
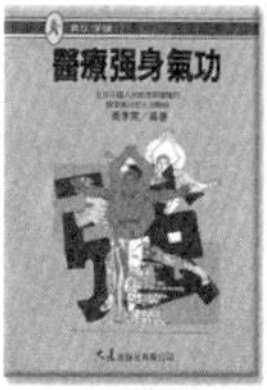
定價250元

13 醫療點穴氣功
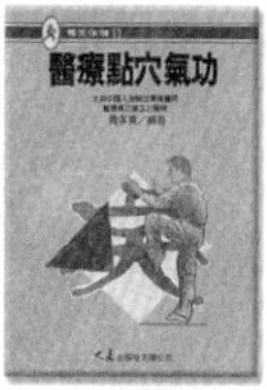
定價250元

4 中國八卦如意功
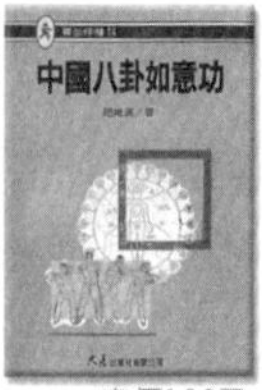
定價180元

15 正宗馬禮堂養氣功
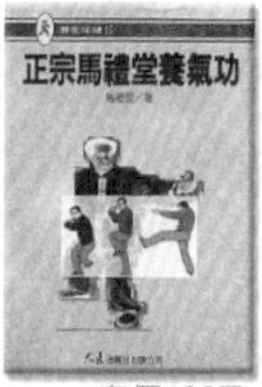
定價420元

16 秘傳道家筋經內丹功
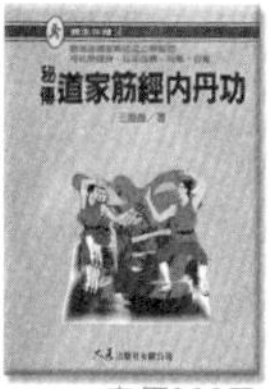
定價300元

17 三元開慧功
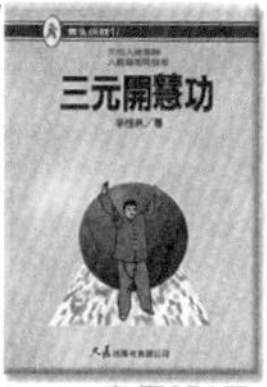
定價250元

18 防癌治癌新氣功
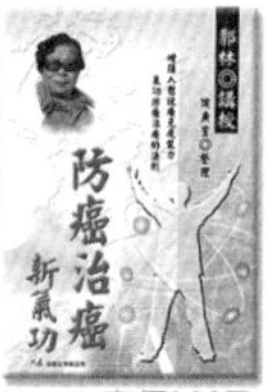
定價180元

19 禪定與佛家氣功修煉
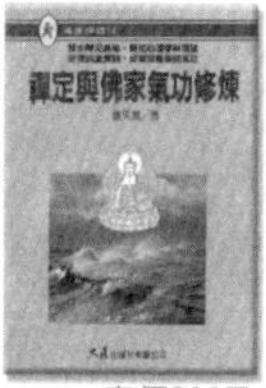
定價200元

0 顛倒之術
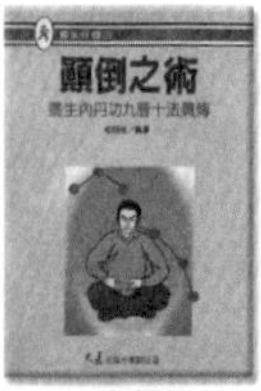
定價360元

21 簡明氣功辭典
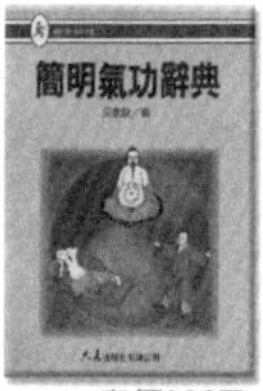
定價360元

22 八卦三合功
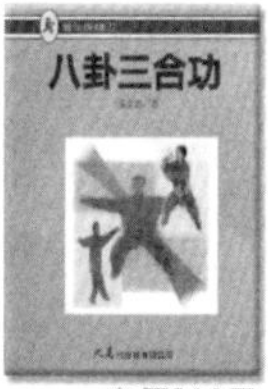
定價230元

23 朱砂掌健身養生功
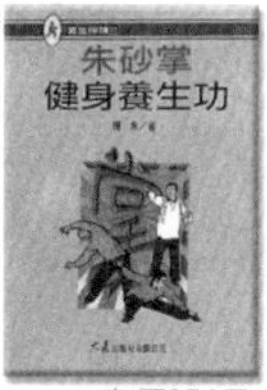
定價250元

24 抗老功
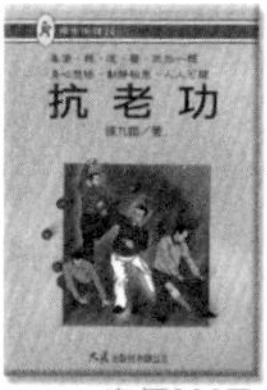
定價230元

25 意氣按穴排濁自療法
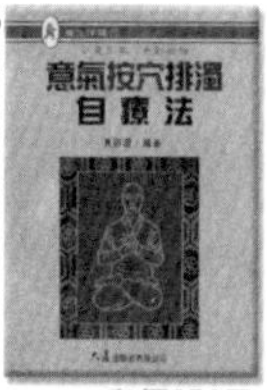
定價250元

7 健身祛病小功法
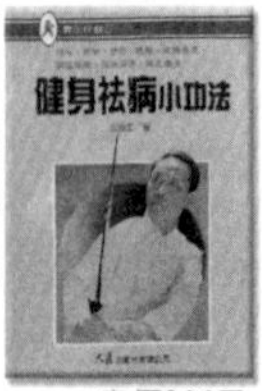
定價200元

28 張氏太極混元功
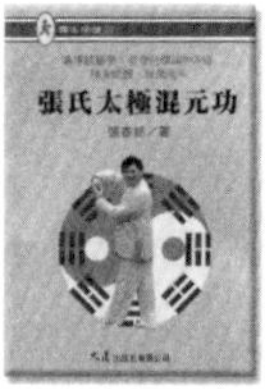
定價250元

30 中國少林禪密功
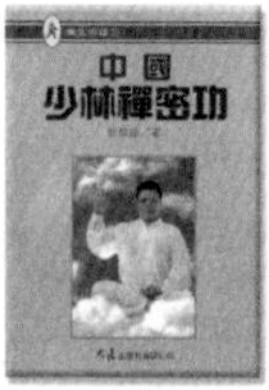
定價200元

31 郭林新氣功
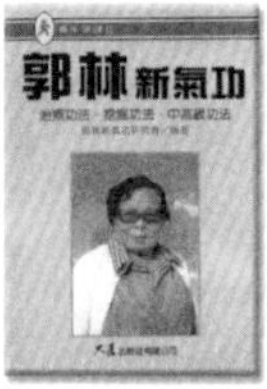
定價400元

32 八卦之源與健身養生
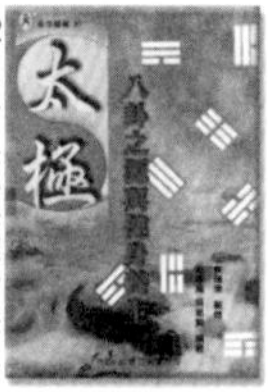
定價280元

33 現代原始氣功1
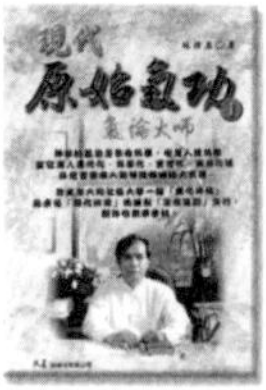
定價400元

4 養生導引太極
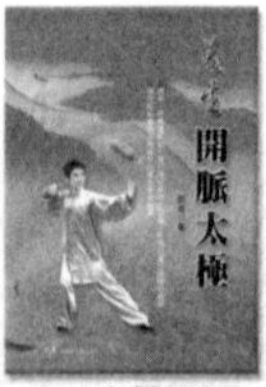
定價300元

35 通靈功一養生祛病及入門功法
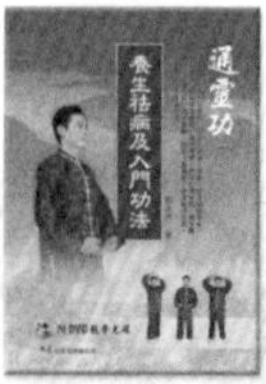
定價300元

37 太極內功養生法
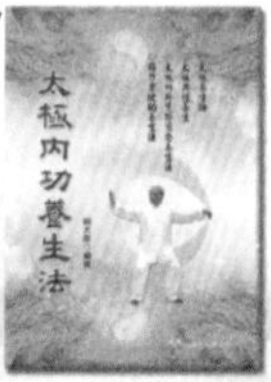
定價180元

太極跤

1 太極防身術

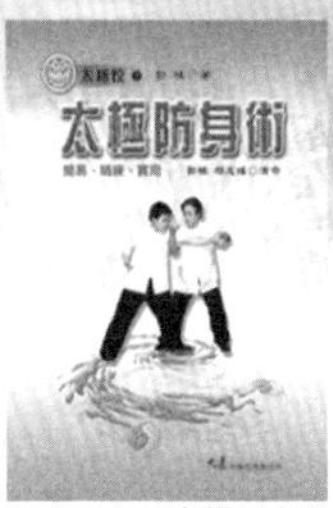

定價300元

2 擒拿術

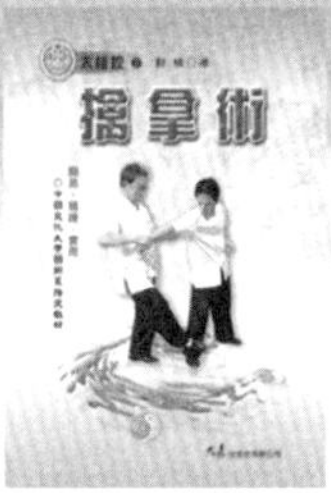

定價280元

3 中國式摔角

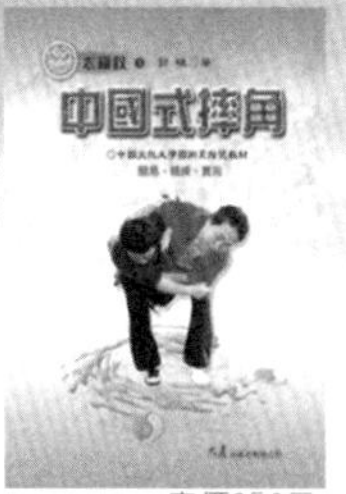

定價350元

簡化太極拳

1 陳式太極拳十三式

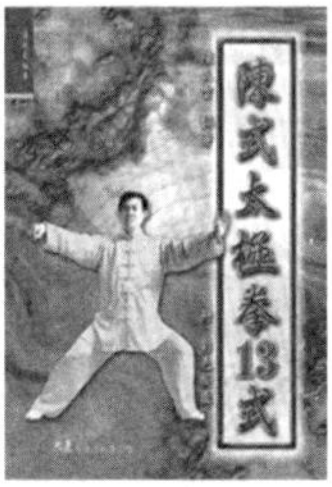

定價200元

2 楊式太極拳十三式

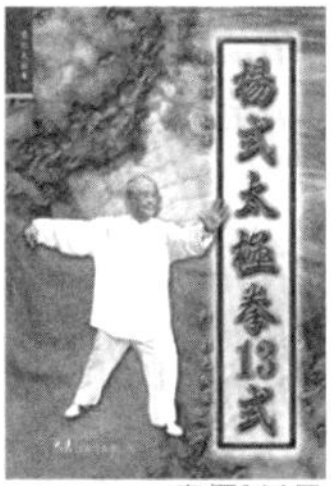

定價200元

3 吳式太極拳十三式

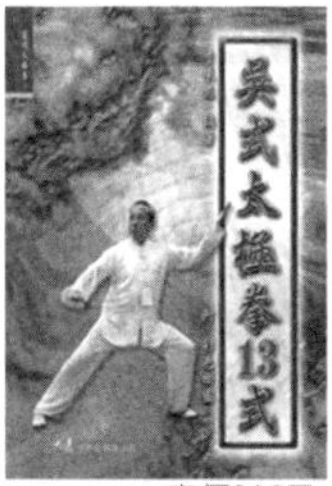

定價200元

4 武式太極拳十三式

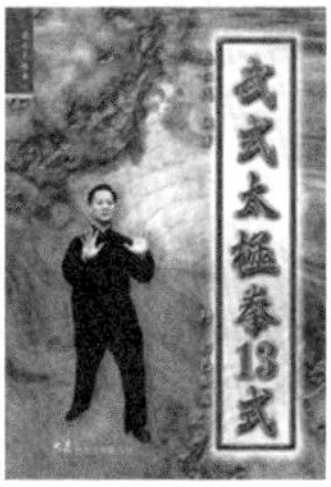

定價200元

5 孫式太極拳十三式

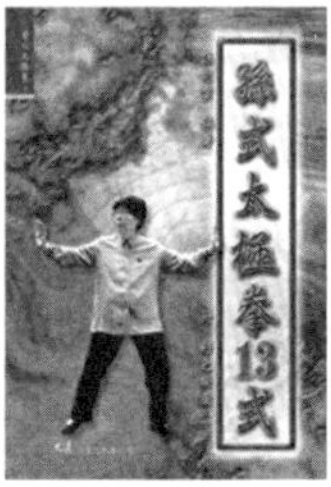

定價200元

6 趙堡太極拳十三式

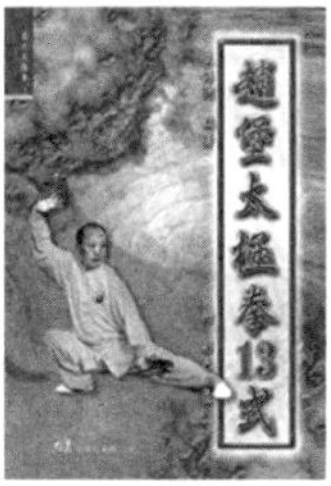

定價200元

原地太極拳

1 原地綜合太極二十四式

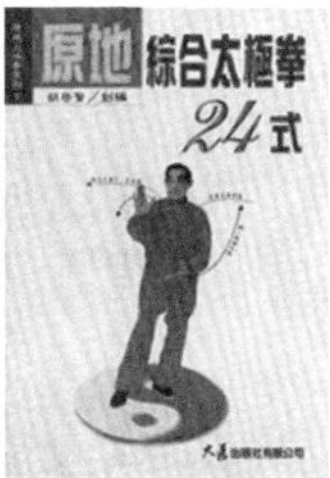

定價220元

2 原地活步太極四十二式

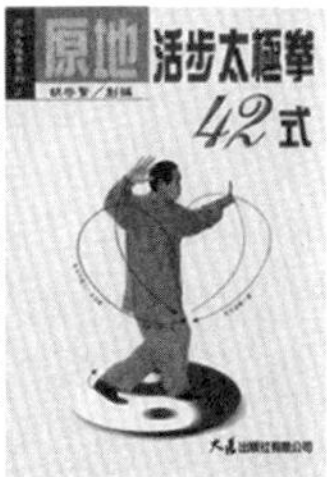

定價200元

3 原地簡化太極拳二十四式

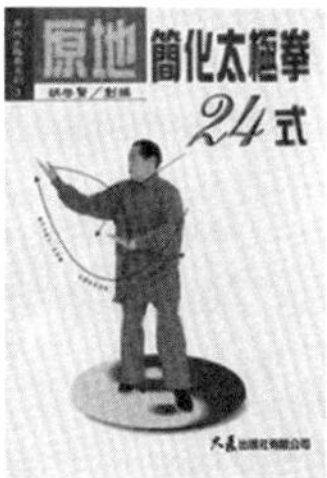

定價200元

4 原地太極拳十二式

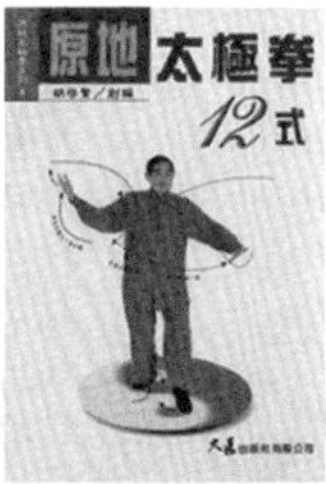

定價200元

5 原地青少年太極拳二十二式

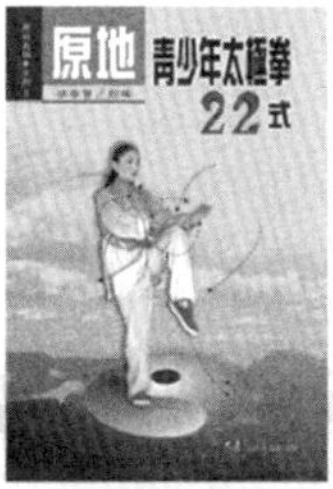

定價220元

6 原地兒童太極拳十捶十六式

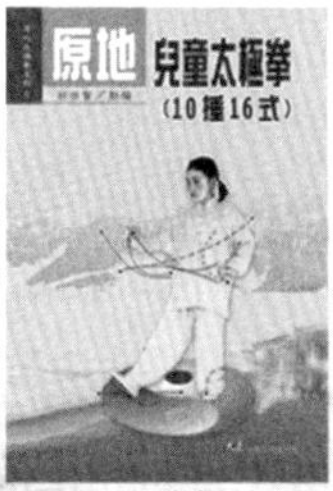

定價180元

健康加油站

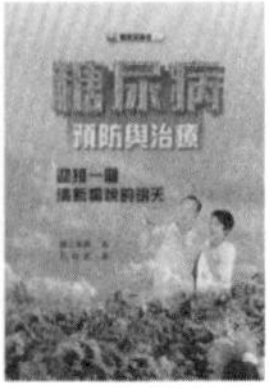
定價200元

2 胃部機能與強健
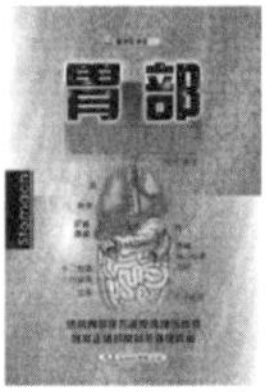
定價180元

3 不孕症治療
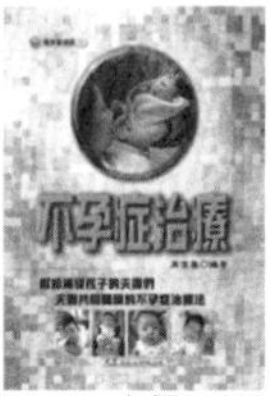
定價200元

4 簡易醫學急救法
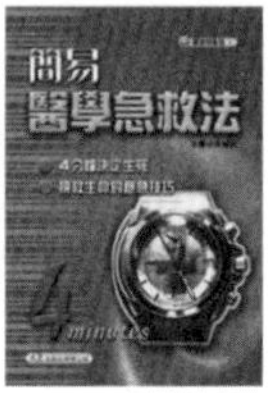
定價200元

5 肥胖健康診療
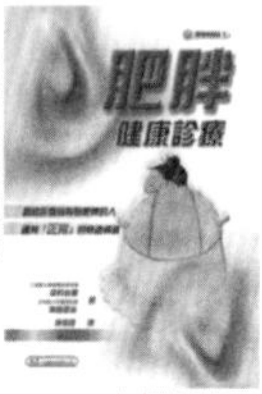
定價200元

6 肝功能健康診療
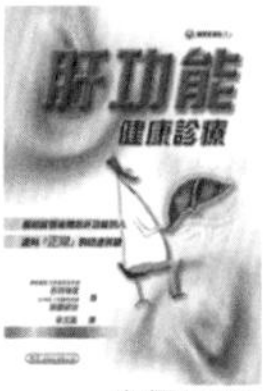
定價200元

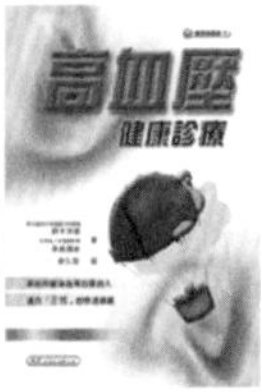
定價200元

8 高血糖值健康診療
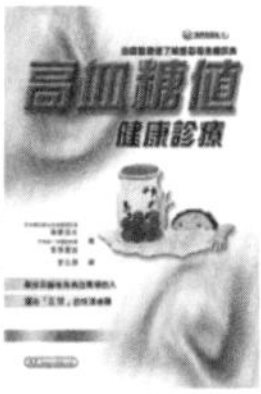
定價200元

9 尿酸值健康診療
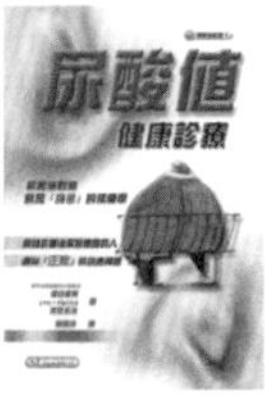
定價200元

10 膽固醇中性脂肪健康診療
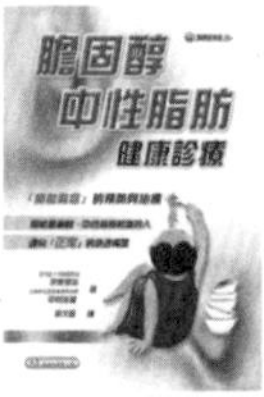
定價200元

11 痛風劇痛消除法
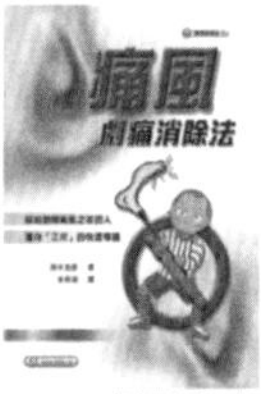
定價180元

12 三溫暖健康法
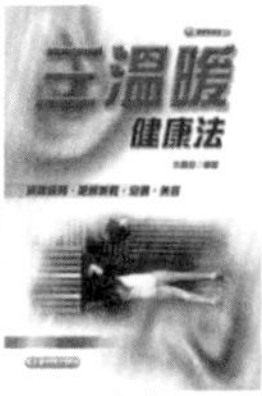
定價180元

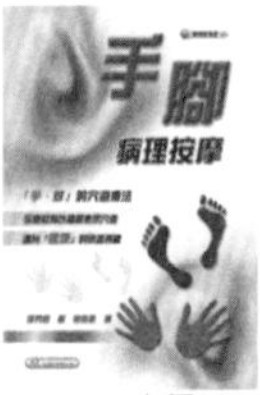
定價180元

14 B型肝炎預防與治療
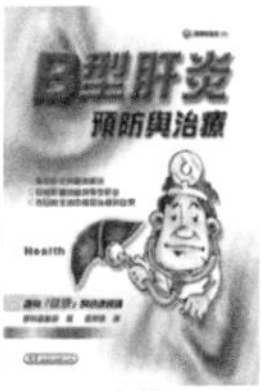
定價180元

15 吃得更漂亮、健康
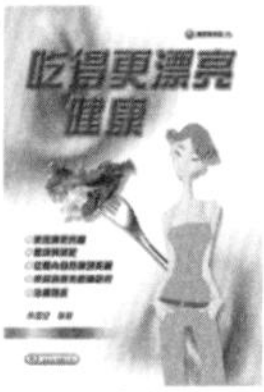
定價180元

16 茶使您更健康
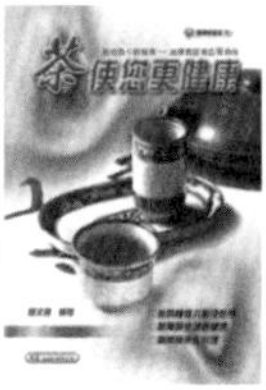
定價180元

17 圖解常見疾病運動療法
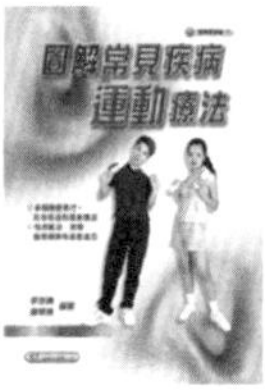
定價180元

18 科學健身改變亞健康
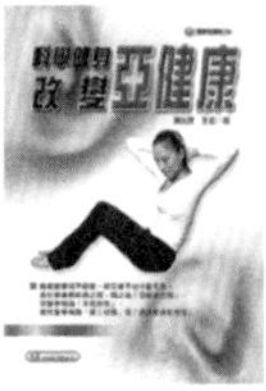
定價180元

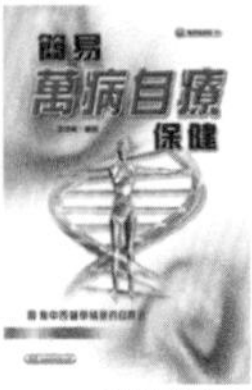
定價220元

20 王朝秘藥媚酒
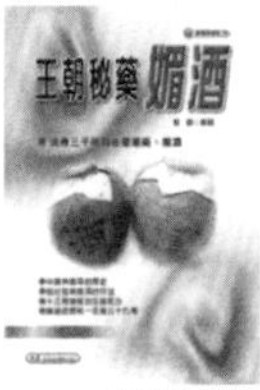
定價180元

21 立見實效保健操
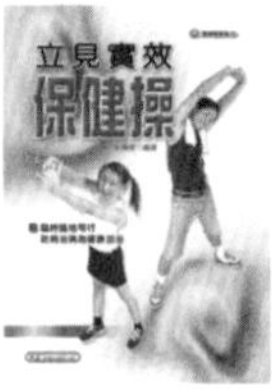
定價180元

22 越吃越幸福
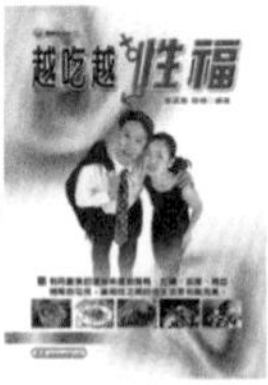
定價200元

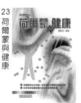

23 荷爾蒙與健康

定價180元

24 越吃越長壽
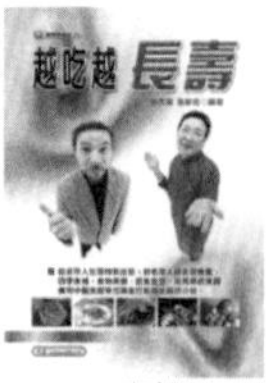
定價200元

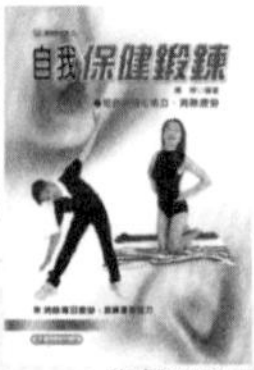
定價180元

26 斷食促進健康
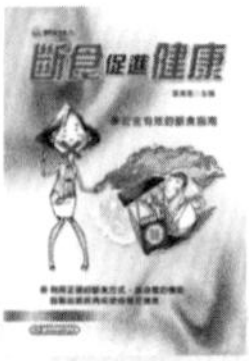
定價180元

運動精進叢書

1 怎樣跑得快
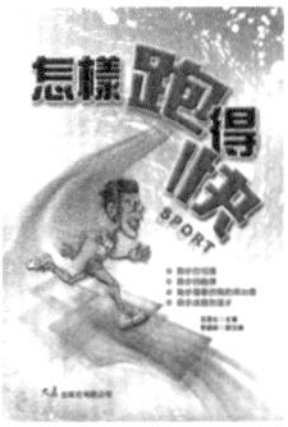

定價200元

2 怎樣投得遠
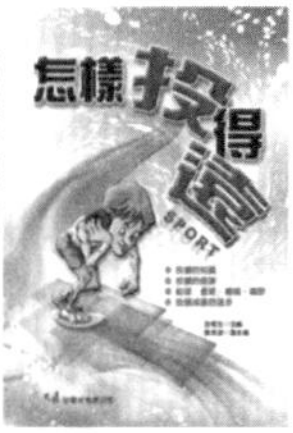

定價180元

3 怎樣跳得遠
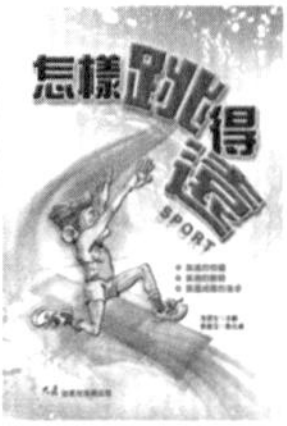

定價180元

4 怎樣跳的高
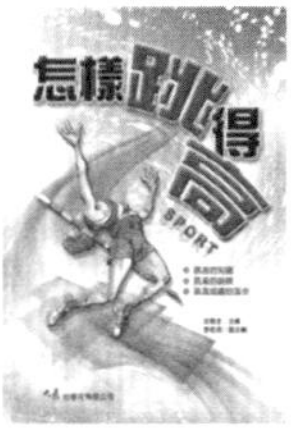

定價180元

5 高爾夫揮桿原理
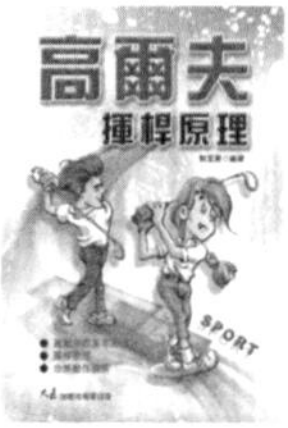

定價220元

6 網球技巧圖解
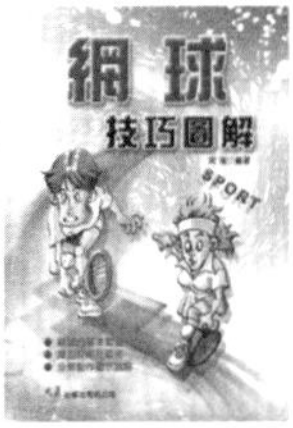

定價220元

7 排球技巧圖解
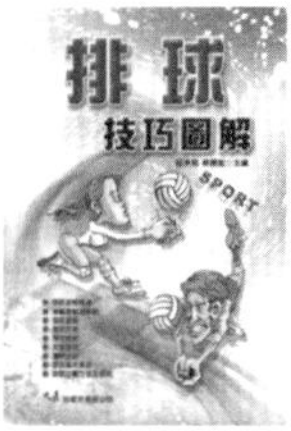

定價230元

8 沙灘排球技巧圖解
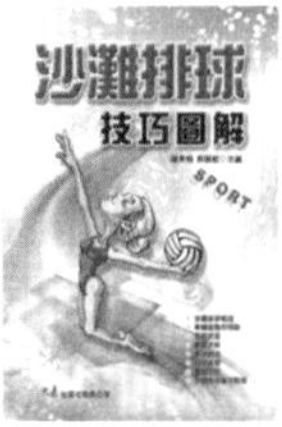

定價230元

9 撞球技巧圖解
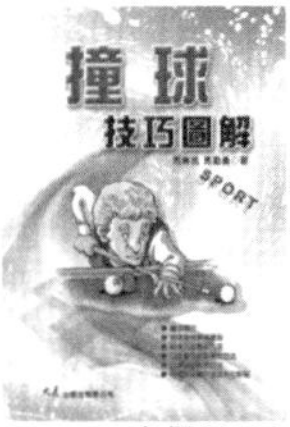

定價230元

10 籃球技巧圖解
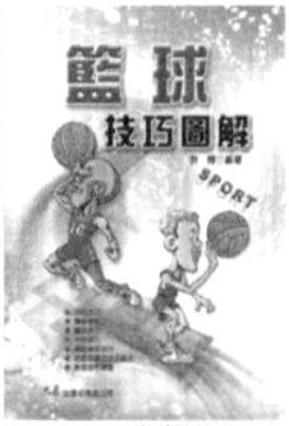

定價220元

11 足球技巧圖解
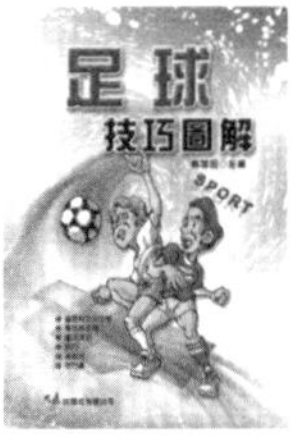

定價230元

12 羽毛球技巧圖解
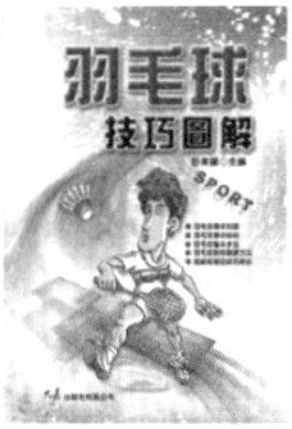

定價220元

13 乒乓球技巧圖解
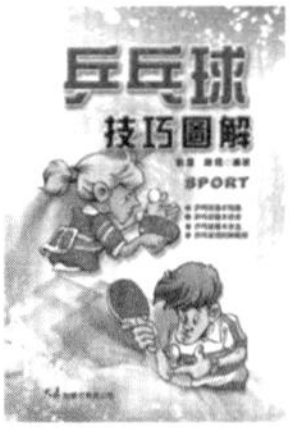

定價220元

14 曲線球與飛碟球
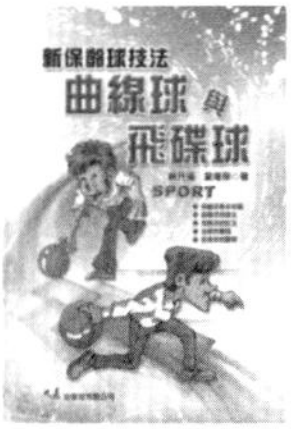

定價300元

15 街頭花式籃球
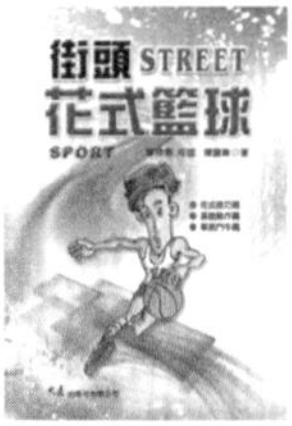

定價280元

16 精彩高爾夫
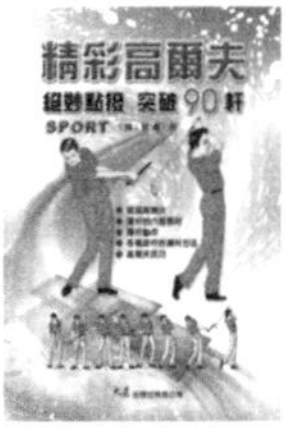

定價330元

17 巴西青少年足球訓練方法
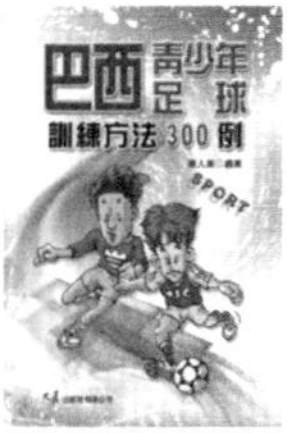

定價230元

國家圖書館出版品預行編目資料

水果健康法／劉奕廣主編
—初版—臺北市，大展，民 97.07
面；21 公分—（健康加油站；28）
ISBN 978-957-468-619-3（平裝）
1. 營養　2. 水果　3. 食療
411.3　　　97008526

水果健康法

ISBN 978-957-468-619-3
主 編 者／劉　奕　廣
發 行 人／蔡　森　明
出 版 者／大展出版社有限公司
社　　址／台北市北投區（石牌）致遠一路 2 段 12 巷 1 號
電　　話／(02) 28236031・28236033・28233123
傳　　真／(02) 28272069
郵政劃撥／01669551
網　　址／www.dah-jaan.com.tw
E-mail／service@dah-jaan.com.tw
登 記 證／局版臺業字第 2171 號
承 印 者／傳興印刷有限公司
裝　　訂／建鑫裝訂有限公司
排 版 者／千兵企業有限公司
初版1刷／2008 年（民 97 年）7 月
定　價／200 元

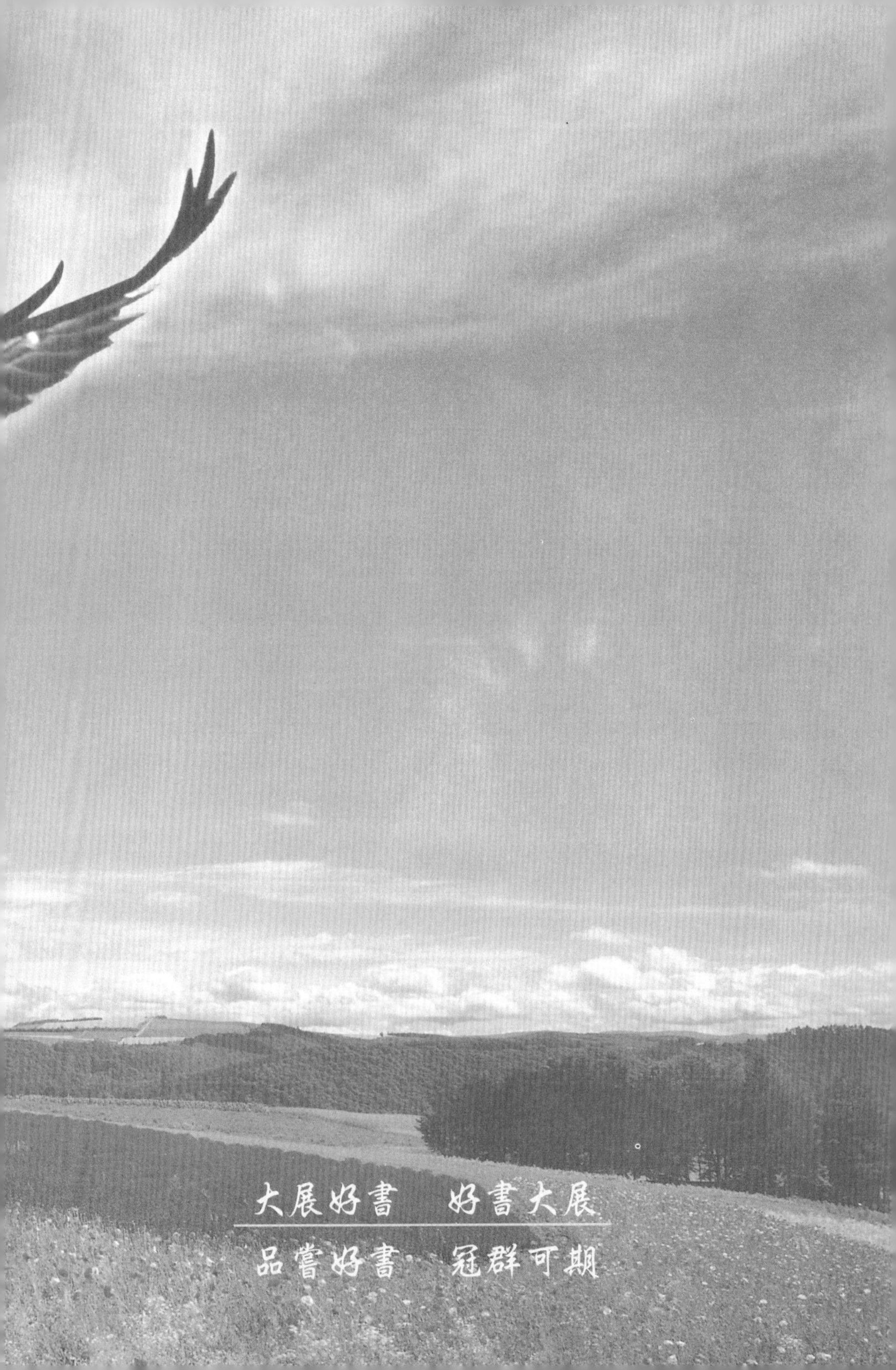
大展好書　好書大展
品嘗好書　冠群可期

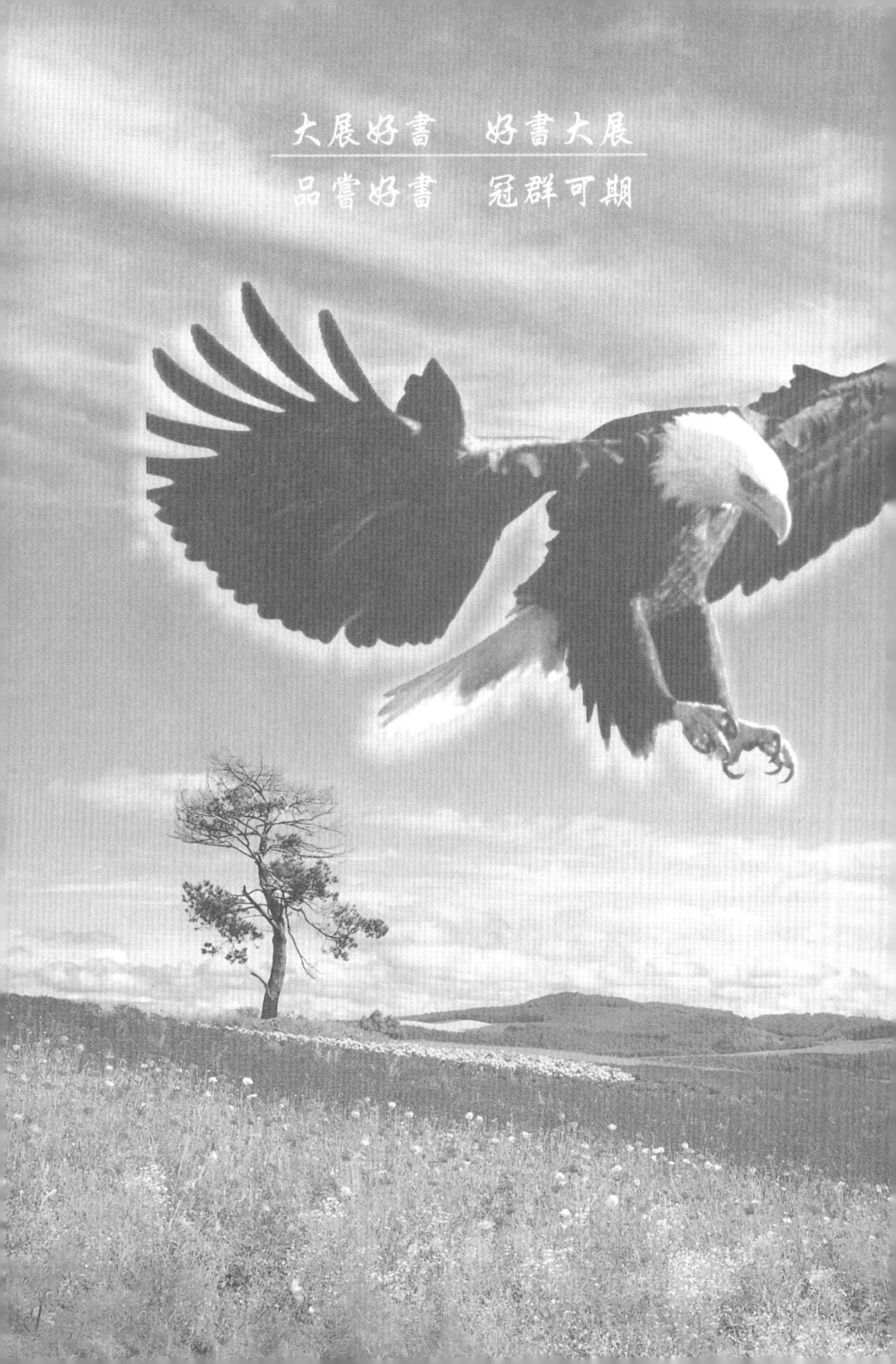
大展好書　好書大展
品嘗好書　冠群可期